Außergewöhnliche Erfahrungen

Fortschritte der Psychotherapie
Band 35
Außergewöhnliche Erfahrungen
von Dr. Martina Belz

Herausgeber der Reihe:
Prof. Dr. Dietmar Schulte, Prof. Dr. Kurt Hahlweg,
Prof. Dr. Jürgen Margraf, Prof. Dr. Dieter Vaitl

Begründer der Reihe:
Dietmar Schulte, Klaus Grawe, Kurt Hahlweg, Dieter Vaitl

Außergewöhnliche Erfahrungen

von Martina Belz

HOGREFE
GÖTTINGEN · BERN · WIEN · PARIS · OXFORD · PRAG
TORONTO · CAMBRIDGE, MA · AMSTERDAM · KOPENHAGEN

Dr. Martina Belz, geb. 1951. 1971-1977 Studium der Psychologie, Ethnologie und Archäologie in Tübingen und Freiburg. Danach Tätigkeit in verschiedenen klinischen Einrichtungen. 1990-2006 Wissenschaftliche Mitarbeiterin am Institut für Psychologie der Universität Freiburg in den Abteilungen für Klinische Psychologie und Rehabilitationspsychologie. 1998-2001 Leitung des Forschungsprojektes „Beratung und Hilfe für Menschen mit außergewöhnlichen Erfahrungen". Seit 2001 Supervisorin der Beratungsabteilung des Instituts für Grenzgebiete der Psychologie und Psychohygiene e.V. (IGPP) in Freiburg. 2002-2006 Geschäftsführerin des universitären Freiburger Ausbildungsinstituts für Verhaltenstherapie (FAVT). Seit 2006 Tätigkeit als Psychologische Psychotherapeutin, Fachpsychologin für Psychotherapie FSP in einer psychotherapeutischen Praxis, Genf und Bern, Supervisorin und Dozentin in der Psychotherapieausbildung an verschiedenen Ausbildungsinstituten in Deutschland und der Schweiz. Seit 2008 Wissenschaftliche Mitarbeiterin in der Abteilung für Klinische Psychologie und Psychotherapie am Institut für Psychologie der Universität Bern, Schweiz.

Bibliografische Information der Deutschen Nationalbibliothek
Die Deutsche Nationalbibliothek verzeichnet diese Publikation in der Deutschen Nationalbibliografie; detaillierte bibliografische Daten sind im Internet über http://dnb.d-nb.de abrufbar.

Göttingen • Bern • Wien • Paris • Oxford • Prag
Toronto • Cambridge, MA • Amsterdam • Kopenhagen

http://www.hogrefe.de
Aktuelle Informationen • Weitere Titel zum Thema • Ergänzende Materialien

Satz: Grafik-Design Fischer, Weimar
Druck: AZ Druck und Datentechnik, Kempten (Allgäu)
Printed in Germany
Auf säurefreiem Papier gedruckt

ISBN 978-3-8017-1985-2

Inhaltsverzeichnis

Einleitung

„Es giebt eine Sucht, viele Dinge leicht erklärlich zu finden,
ebenso wie es eine Sucht giebt, viele Dinge unerklärlich zu finden
– und man fällt leicht von einem Extrem aufs andere.“
Karl Philipp Moritz, 1756–1793

Nach wie vor besteht in der psychotherapeutischen Fachwelt eine große Zurückhaltung und Ambivalenz, wenn es um Themen geht, die den psychologischen Grenzgebieten bzw. der Parapsychologie zuzuordnen sind. Wissenschaftlern und Wissenschaftlerinnen sowie Psychotherapeuten und Psychotherapeutinnen, die sich mit diesem Themenbereich auseinandersetzen, wird in der Regel mit einer gewissen Skepsis begegnet, unterstellt man ihnen doch häufig, dass allein schon die Beschäftigung mit dieser Thematik ein esoterisches Welt- und Menschenbild voraussetzt und die Anwendung eher unwissenschaftlicher Methoden beinhaltet.

AgE = Außergewöhnliche Erfahrungen

Diese Haltung spiegelt sich auch in der Beratung und in der therapeutischen Arbeit mit Menschen wider, die eigene außergewöhnliche Erfahrungen (im Folgenden AgE genannt) berichten und dadurch irritiert oder belastet sind. Diese wünschen und erwarten zu Recht, dass Berater und Therapeutinnen über ebenso elaborierte und wissenschaftlich abgesicherte Konzepte verfügen, wie es in anderen Bereichen der medizinischen und psychosozialen Versorgung dem wissenschaftlichen Standard entspricht. Dies ist jedoch in der Regel nicht der Fall. Erlebnisberichte über außergewöhnliche (subjektiv „paranormale“) Erfahrungen werden überwiegend als Fehlwahrnehmung von „Normalem“ und als natürlich erklärbare Ereignisse angesehen bzw. als nichtexistent oder als Ausdruck einer psychischen Störung betrachtet. Letzteres ist einerseits nahe liegend, da in den gängigen Diagnosesystemen des DSM-IV und der ICD-10 einige Wahrnehmungen als Kriterium einer psychischen Störung aufgezählt werden, die genauso zu AgE gehören. Insbesondere bei Störungen des schizophrenen Formenkreises sowie der schizotypen Störung ist dies der Fall. Man denke nur an visuelle und akustische Halluzinationen, ungewöhnliche Körperwahrnehmungen, sonderbare Ansichten und magisches Denken, das nicht mit kulturellen Normen übereinstimmt. Andererseits kann allein die Tatsache, dass es Überschneidungen zwischen verschiedenen psychischen Störungen und Erfahrungselementen gibt, die von Menschen mit AgE

Phänomenologische Überlappung zwischen AgE und psychischer Störung kein Beleg für gleiche Ätiologie

berichtet werden, eine grundsätzliche Einordnung von AgE als psychische Störung nicht rechtfertigen.

Häufigkeit und Verbreitung von AgE in der Normalbevölkerung erfordert wissenschaftlich fundierten Umgang

Wären AgE sehr selten, könnte man die Position einnehmen, dass kein diagnostisches und Versorgungssystem perfekt ist und einzelne unbedeutende Phänomene allenfalls am Rande behandelt werden können. Diese Voraussetzung ist aber nicht gegeben: Wie wir aus repräsentativen Erhebungen wissen, sind AgE und deren Einordnung als paranormal so häufig, dass ein besseres Verständnis und ein angemessener professioneller Umgang mit ihnen und den betroffenen Menschen gefordert ist.

Der vorliegende Band fasst den aktuellen Stand zur Phänomenologie von AgE und zu paranormalen Überzeugungen zusammen, stellt psychophysische Modelle zur Erklärung von AgE und Studien zum psychischen Geschehen von Menschen mit AgE vor und diskutiert gegenstandsangemessene diagnostische und therapeutische Strategien.

Da wir die Abgrenzung von psychologischer Beratung und Psychotherapie weder für wissenschaftlich noch versorgungspolitisch haltbar ansehen, meinen wir – wann immer wir von Beratung und/oder Therapie sprechen – die klinische Arbeit mit diesen Erfahrungen im weiteren Sinn und verwenden die Begriffe weitgehend austauschbar. Hierzu passend werden auch Klient und Klientin, Patient und Patientin sowie Ratsuchende alternierend verwendet.

Zur Einführung in die wissenschaftliche Parapsychologie und zum aktuellen Stand der Theorieentwicklung und der experimentellen Forschung wird auf Broderick (2007), Irwin und Watt (2007), Jahn und Dunne (2006) sowie Radin (2006) und Schmidt (2002) verwiesen.

Mein Dank gilt allen, die den Entstehungsprozess dieses Buches begleitet haben. An erster Stelle möchte ich Eberhard Bauer nennen. Sein profundes Wissen in allen Bereichen der Parapsychologie, die anregenden Diskussionen, die vielen hilfreichen Vorschläge, die motivierenden Gespräche haben sehr zum Gelingen des Bandes beigetragen. Wolfgang Fach sei gedankt für seine hilfreichen Anregungen und konzeptuellen Ergänzungen, vor allem aber für seine „unbequemen" Fragen, in deren Spiegel sich vieles ordnen und weiterentwickeln konnte. Weiterhin bedanke ich mich für das Engagement der Beraterinnen des Instituts für Grenzgebiete der Psychologie und Psychohygiene (IGPP) Ruth Fangmeier, Cäcilia Schupp und Annette Wiedemer, denen es durch ihre profunde Kenntnis des Beratungsalltags und durch das Beisteuern vieler Fallbeispiele zu verdanken ist, dass das Buch den Bezug zur Beratungs- und Therapiepraxis nicht verloren hat. Dank gebührt auch Herrn Prof. Dieter Vaitl. Ohne seinen herausgeberischen Mut und Weitblick, hätte das kontroverse und wichtige Thema der außergewöhnlichen Erfahrungen kaum den Weg in diese Buchreihe gefunden.

An dieser Stelle möchte ich vor allem auch den Ratsuchenden des IGPP danken, die bereit waren, ihre AgE mit mir zu teilen. Ohne sie hätte das Buch nicht entstehen können. Ganz besonders danke ich jedoch Franz Caspar, der mich in allen Stadien des Buches ermutigend begleitete und inhaltlich wie emotional meine wichtigste Ressource darstellte.

Wesentliche Teile des vorliegenden Bandes verdanken ihr Entstehen Mitteln des Instituts für Grenzgebiete der Psychologie (IGPP), mit denen das Forschungsvorhaben „Beratung und Hilfe für Menschen mit Außergewöhnlichen Erfahrungen" – geleitet von der Autorin – zwischen 1998 und 2001 gefördert wurde.

1 Beschreibung außergewöhnlicher Erfahrungen und paranormaler Überzeugungen

1.1 Bezeichnung und Gegenstandsbeschreibung

AgE = Sammelbegriff für Erfahrungen im Zusammenhang mit bewusstseinsverändernden Praktiken, Okkultpraktiken, Psi-Phänomenen wie Telepathie und Präkognition, Spuk etc.

Gegenstand dieses Buches sind bisher unzureichend verstandene Erfahrungen, Phänomene und Anomalien an den Grenzen unseres Wissens. Dazu zählen Erfahrungen, die durch bewusstseinsverändernde Praktiken ausgelöst werden können, wie Hyperventilation, Hypnose und Meditation, ferner außerkörperliche Erfahrungen oder Phänomene bzw. Erfahrungen, die im Kontext okkulter, spiritistischer oder alternativ-esoterischer Praktiken wie z. B. dem Gläserrücken oder dem automatischen Schreiben auftreten. Ebenso sind damit Erlebnisse gemeint, die landläufig mit „Spuk", „schwarzer Magie", „Gedankenübertragung", „Hellsehen", „Geistererscheinungen" usw. in Verbindung gebracht werden. In jedem Fall handelt es sich aus Sicht der Betroffenen um Erfahrungen, die mit ihrer Alltagsvorstellung von Wirklichkeit mehr oder weniger radikal brechen. Sie werden daher mit Begriffen belegt, die das Außergewöhnliche der Erfahrungen unterstreichen und dabei den unterschiedlichsten Denktraditionen und Weltanschauungen entstammen. „Paranormal", „parapsychisch", „anomalistisch", „transpersonal", „spirituell", „mystisch", „transzendental", „übernatürlich", „magisch", „Psi", „außersinnlich", „übersinnlich" oder „ungewöhnlich" sind einige der Begriffe, die Verwendung finden, um diese Erlebnisse zu beschreiben und ihr Zustandekommen zu erklären.

1.2 Definitionen

1.2.1 Außergewöhnliche Erfahrungen

Vorteile des AgE-Begriffs:
– Weltanschaulich neutral
– Vermeidet Verquickung mit psychischer Gestörtheit

Bislang existiert für den Gegenstandsbereich der außergewöhnlichen Erfahrungen (AgE) keine allgemein akzeptierte Definition. Sowohl zur Beschreibung des psychischen Geschehens bei Menschen mit AgE als auch zur Erklärung der Phänomenologie von AgE gibt es bislang nur ansatzweise empirisch geprüfte Modellvorstellungen und daraus abgeleitete Beratungs- und Therapiekonzepte.

Beim gegenwärtigen Stand der Forschung erscheint es sinnvoll, sich mit einer Definition zu begnügen, die die bisherigen Befunde berücksichtigt, sich dem Gegenstandsbereich möglichst umfassend und wertneutral nähert und so zunächst einmal als eine konsensuelle Arbeitsgrundlage für weitere Untersuchungen dienen kann. In Anlehnung an White (1993) und White und Anderson (1990) wird daher der Terminus „außergewöhnliche Erfahrungen" (exceptional experiences) verwendet. White versteht unter „Exceptional Human Experiences" solche Erlebnisse, die in ihrer Art und Weise oder in ihrem Gegenstand den Konsens unserer Alltagswirklichkeit verlassen.

– Berücksichtigt besondere Erlebnisqualität
– Faktizitätsfrage dadurch nicht beantwortet

Definition: Außergewöhnliche Erfahrungen (AgE)
Damit sind Erfahrungen gemeint, die in ihrer besonderen subjektiven Erlebnisqualität so außergewöhnlich sind und von den Wirklichkeitserklärungen der Betroffenen so deutlich abweichen, dass sie nicht in vorhandene kognitiv-emotionale Schemata integrierbar sind" (Belz-Merk, 2002, S. 12/13).

Die Arbeitsdefinition hat provisorischen Charakter und spiegelt den bisherigen Stand der Erkenntnis wider. Sie vermeidet eine grundsätzliche Vermischung von AgE mit Aspekten psychischer Gestörtheit und respektiert die subjektiv besondere Erlebnisqualität der Erfahrungen (z. B. im Sinne von Erstmalig- bzw. Einmaligkeit oder Seltenheit, Bedrohlichkeit, Belastung, Nichtverstehen) ohne vorschnelle Diagnosen zu suggerieren. Die Definition macht keine Aussagen über den Wahrheitsgehalt, die Ätiologie der Erfahrungen bzw. die Persönlichkeit oder die Fähigkeiten der Betroffenen, sie ist wertfrei und weltanschaulich neutral. Für die Einordnung einer Erfahrung als „außergewöhnlich" spielt es keine Rolle, ob für die Erlebnisse im Nachhinein „natürliche" oder konventionelle Erklärungen gefunden werden können oder nicht.

Einordnung einer Erfahrung als außergewöhnlich ist subjektiv und unabhängig von gewöhnlichen Erklärungen durch Experten

1.2.2 Paranormale Überzeugungen

Der Glaube an das Paranormale bzw. paranormale Überzeugungen wurden in der Regel definiert als Glaube an Phänomene, die – falls tatsächlich existent – grundlegende wissenschaftliche Prinzipien verletzen (Broad, 1953) bzw. für die es bislang keine wissenschaftlich akzeptierten Erklärungen gibt (Irwin, 1999). Geht man davon aus, dass außergewöhnliche bzw. Psi-Phänomene prinzipiell einer wissenschaftlichen Erforschung zugänglich sind und berücksichtigt gleichzeitig, dass die in den Studien zu paranormalen Überzeugungen verwendeten Operationalisierungen teilweise sehr unterschiedliches messen, erscheint eine pragmatische Definition sinnvoll. Danach wird unter einer paranormalen Überzeugung einfach das verstanden, was mit Skalen zu paranormalen Überzeugungen gemessen wird.

Definition: Paranormale Überzeugungen

Glaube an Phänomene, die in Skalen zu paranormalen Überzeugungen (Paranormal Belief Scale) beschrieben und gemessen werden. Dies sind z. B. Psi-Überzeugungen, Glaube an Hexerei, Aberglaube, Glaube an Spiritismus, an außergewöhnliche Lebensformen und an Präkognition); teilweise sind auch Fragen enthalten, die traditionelle religiöse Überzeugungen erfassen.

Verschiedene faktorenanalytische Studien (Haraldsson & Houtkooper, 1996; Johnston, De Groot & Spanos, 1995) konnten zeigen, dass es sinnvoll ist, zwischen dem Glauben an übernatürliche Phänomene, die mit religiösen Überzeugungen zusammenhängen, wie dem Glauben an Engel und Dämonen, an Wunder und die Kraft von Gebeten (Haraldsson & Houtkooper, 1996) und paranormalen Phänomenen wie z. B. Außersinnlicher Wahrnehmung, Spuk usw. zu unterscheiden. Beck und Miller (2001) bezeichnen es als metaphysischen Chauvinismus, wenn Personen bestimmte quasi-experimentelle Behauptungen ablehnen, sobald sie nicht zu eigenen metaphysischen Annahmen passen, gleichzeitig aber an Überzeugungen festhalten, die aus empirischer Sicht genausowenig verifiziert bzw. verifizierbar sind.

Außergewöhnliche Erfahrungen setzen keine Psi-Gläubigkeit voraus und umgekehrt

Zur Unterscheidung von Personen, die paranormale Überzeugungen haben, von solchen Personen, die diese Überzeugungen nicht haben, kreierte Schmeidler 1943 (Schmeidler & McConnell, 1958) die Begriffe „Schafe" bzw. „Ziegen", manchmal auch als „Böcke" übersetzt. Man spricht von einem „Sheep-goat-Effekt, um den Unterschied zwischen Personen zu beschreiben, die von Psi überzeugt sind und den sogenannten Skeptikern, die im Durchschnitt schlechtere Ergebnisse in parapsychologischen Experimenten erreichen und dabei sogar häufig noch unter den per Zufall zu erwartenden Trefferquoten liegen. Eine Meta-Analyse von Lawrence (1998), in die 73 Experimente von 37 verschiedenen Forschern einbezogen wurden, zeigt dies eindrücklich.

Unabhängig davon, wie weit nun der Begriff „Paranormale Überzeugung" konzeptuell gefasst wird, gibt es Hinweise darauf, dass es zwischen paranormalen Überzeugungen und dem Auftreten von AgE bedeutsame Korrelationen gibt. Trotz dieser Überschneidungen kann nicht davon ausgegangen werden, dass grundsätzlich jeder, der entsprechende Phänomene für möglich hält oder von der Existenz des Paranormalen überzeugt ist, auch selbst AgE gemacht hat, und allein die Tatsache, dass eine Person eine Erfahrung für so außergewöhnlich hält, dass sie eine paranormale Verursachung in Betracht zieht, sagt noch nichts über Art und Umfang ihrer paranormalen Überzeugungen aus. In jedem Fall ist eine Gleichsetzung und unreflektierte Vermischung von Überzeugung und Erfahrung nicht gerechtfertigt.

1.2.3 AgE und Parapsychologie

Was haben AgE mit Psi und Parapsychologie zu tun? Das Unerwartete und scheinbar Unerklärbare von AgE bringt es mit sich, dass diejenigen, die diese Erfahrungen machen, nach Erklärungen suchen, die dem Außergewöhnlichen der Erlebnisse Rechnung tragen. Ein gängiger Erklärungsversuch besteht darin, davon auszugehen, dass den Erfahrungen paranormal zustande gekommene Phänomene bzw. ein durch Psi vermittelter Prozess zugrunde liegen.

Ohne Vorannahmen bezüglich bestimmter Prozesse, die den Phänomenen möglicherweise zugrunde liegen könnten, kommt die Definition von Bauer (1989) aus.

Definition: Paranormale Phänomene/Psi-Phänomene

Psi-Phänomene betreffen solche Wechselwirkungen (Interaktionen) zwischen Organismen und deren Umgebung (einschließlich derjenigen zwischen Organismen), die den Eindruck erwecken, als habe eine Informationsübertragung oder eine Beeinflussung stattgefunden, die sich nicht mit Hilfe unseres gegenwärtigen Kenntnisstandes über sensomotorische Kanäle erklären lassen. Anders formuliert: Als *anomal* werden solche Berichte deshalb bezeichnet, weil sie außerhalb des üblichen wissenschaftlichen Verständnisses von Raum, Zeit und Energie zu stehen scheinen (Bauer, 1989, S. 274).

Der Begriff Parapsychologie geht auf den Philosophen und Psychologen Max Dessoir (1889) zurück, der ihn aus *para* (griech. = neben) und Psychologie zusammensetzte. Dessoir wollte damit außergewöhnliche (jedoch nicht pathologische oder psychisch abnorme) Phänomene kennzeichnen, die historisch wie transkulturell zwar immer berichtet werden, deren Existenz aber seit jeher umstritten ist (Müller, 2004).

Dessoir hat den Begriff Parapsychologie geschaffen, um außergewöhnliche Phänomene einzuordnen

Die aktuelle wissenschaftliche Parapsychologie versteht sich als Teil der Grenzgebiete der Psychologie, die folgendermaßen definiert werden:

Definition: Grenzgebiete der Psychologie

„Unter Grenzgebieten der Psychologie sind zu verstehen: [...] Erlebnis- und Verhaltensweisen des Menschen, die allgemein für ungewöhnlich (i. S. von anomal und/oder paranormal) gehalten werden. Sie scheinen aus dem konventionellen wissenschaftlichen Erklärungsrahmen (z. B. der Psychologie, Physik, Chemie, Biologie, Medizin) herauszufallen oder diesem zu widersprechen. Prinzipiell sind sie aber einer wissenschaftlichen Erforschung zugänglich [...]" (Institut für Grenzgebiete der Psychologie und Psychohygiene e. V., 2002, § 3 der Institutssatzung).

Psi = unerklärte Anomalien, für die man eine wissenschaftliche Erklärung suchen muss

Die paranormalen Phänomene, die Gegenstand der parapsychologischen Forschung sind, werden auch unter dem Oberbegriff „Psi" – nach dem 23. Buchstaben des griechischen Alphabets – zusammengefasst. In der wissenschaftlichen Parapsychologie werden darunter nicht – wie in der Öffentlichkeit meist irrtümlich angenommen – übersinnliche oder paranormale Fähigkeiten oder Ereignisse verstanden. Mit „Psi" sind lediglich vorläufig unerklärte Anomalien (d. h. Abweichungen von einem Erwartungswert) gemeint. Die Klassifikation eines Phänomens als paranormal oder Psi-Phänomen besagt demnach lediglich, dass es sich um ein Ereignis handelt für das man – vorausgesetzt es ist in der beschriebenen Form aufgetreten – eine wissenschaftliche Erklärung suchen muss (Bauer, 1989).

Durchgesetzt haben sich zur Klassifizierung der Psi-Phänomene in der Literatur die beiden Bezeichnungen „Außersinnliche Wahrnehmung" (ASW) und „Psychokinese" (PK)

Einteilung Paranormaler Phänomene/Psi-Phänomene (Bauer, 1989)

1. *„Außersinnliche Wahrnehmung"* (ASW) bezieht sich auf Situationen, bei denen ein Organismus sich so verhält, als erhielte er Informationen
   - über seine physikalische Umwelt *(„Hellsehen"),*
   - über psychische Vorgänge eines fremden Organismus *(„Telepathie"),*
   - über ein zukünftiges Ereignis *(„Präkognition").*
2. *„Psychokinese"* (PK) bezieht sich auf solche Situationen, bei denen die physikalische Umwelt eines Organismus auf eine Weise verändert wird, als sei diese auf psychische und oder physiologische Vorgänge des Organismus bezogen (Morris, 1982; Palmer, 1982).

Weitere Phänomene und Erfahrungen, die nicht unmittelbar den Psi-Phänomenen zugeordnet werden, die die Parapsychologie dennoch untersucht, sind:

- Außerkörperliche Erfahrungen, während derer die Betroffenen ihr Selbst oder das Zentrum ihres Bewusstseins außerhalb ihres physischen Körpers wahrnehmen (Alvarado, 2000),
- Nahtoderfahrungen, die Menschen in Todesnähe berichten (Greyson, 2000) mit teilweise als transzendent oder mystisch beschriebenen Elementen,
- Halluzinationen bei nichtklinischen Stichproben (Bentall, 2000),
- Luzide Träume, bei denen der Träumende weiß, dass er träumt (LaBerge & Gackenbach, 2000),
- Reinkarnationsberichte (Stevenson, 1997), bei denen die Betroffenen wiedergeben, als Person mit einer anderen Identität als der gegenwärtigen zu einer früheren Zeit bzw. in einem früheren Leben gelebt zu haben („survival research"),
- Erfahrungen mit alternativer Heilung (Krippner & Achterberg, 2000).

1.3 Spektrum außergewöhnlicher Erfahrungen

AgE umfassen ein breites Spektrum unterschiedlichster Phänomene und Erlebnisse. White (1993) sowie White und Anderson (1990) unterteilen AgE in fünf Klassen von Erfahrungen:

- mystische Erfahrungen,
- paranormale Erfahrungen,
- Begegnungserfahrungen,
- mit dem Tod verknüpfte Erfahrungen,
- Gipfelerlebnisse und
- andere ungewöhnliche Erfahrungen.

Von Hofmann und Wiedemer (1997) wurden im Rahmen des „Projekts zur Aufarbeitung und Entwicklung der Informations- und Beratungstätigkeit" ein erstes Instrument zur Klassifikation und Dokumentation außergewöhnlicher Erfahrungen eingeführt. Die inhaltsanalytische Analyse von N = 844 Beratungsanfragen, die an das Institut für Grenzgebiete der Psychologie und Psychohygiene seit seiner Gründung im Jahre 1950 gerichtet wurden, ergab folgende Kategorien:

- außersinnliche Wahrnehmung (Telepathie, Präkognition, Hellsehen),
- außergewöhnliche physikalische Phänomene, „Spuk",
- außergewöhnliche Wahrnehmungen,
- häufige Muster von Erfahrungen in veränderten Bewusstseinszuständen,
  - außerkörperliche Erfahrungen und „Astralreisen,"
  - Nahtoderfahrungen (Near-death experience NDE),

  - UFO-Entführungen,
  - mystische Erfahrungen (Einheitserfahrungen),
  - Trance/Besessenheitstrance und Automatismen,
  - Schlafparalyse,
  - hypnagoge und hypnopompe Halluzinationen,
  - luzide Träume,
- Déjà-vu,
- bedeutungsvolle Zufälle/außergewöhnliches Zusammentreffen von Ereignissen,
- außergewöhnliche Phänomene auf elektronischen Datenträgern,
- Photophänomene,
- paranormale Heilung,
- unspezifische Phänomene unter der Annahme einer paranormalen Beeinflussung,
- Restkategorien für die Einordnung von sonstigen Fällen.

External wahrgenommene Phänomene lassen sich von internal lokalisierten Phänomenen unterscheiden

Inzwischen liegen auch empirische Ergebnisse vor, die AgE unter rein phänomenologischen Aspekten ordnen (Belz-Merk, 2000; Belz-Merk & Fach, 2005; Fach, 2006). Dabei lassen sich zwei Phänomenbereiche unterscheiden, die überwiegend den von White und Anderson genannten paranormalen Erfahrungen und den Begegnungserfahrungen zugeordnet werden können:
- externale Phänomene (werden in der physikalischen Außenwelt lokalisiert),
- internale Phänomene (werden in der psychischen Innenwelt lokalisiert).

AgE lassen sich auf dem Hintergrund der Theorie mentaler Repräsentationen einordnen

Fach (2007) schlägt ein Ordnungsystem dieser empirisch gefundenen externalen und internalen Phänomene (vgl. Tab. 1) unter Berücksichtigung des Aspekts der Komplementarität auf dem Hintergrund der Theorie mentaler Repräsentationen von Metzinger (1993) vor. Metzingers Theorie geht davon aus, dass der menschliche Organismus ein mentales Realitätsmodell als „innere Beschreibung" von Teilbereichen der Wirklichkeit kreiert. Es besteht aus zwei Komponenten, dem Selbst- und dem Weltmodell. Interne Zustände des Organismus, die nur dem Subjekt selbst zugänglich sind, werden als mentale Repräsentationen im *Selbstmodell* abgelegt. Im *Weltmodell* sind die physikalische Umwelt eines Individuums und die Vorstellung vom eigenen Körper als externes Körpermodell repräsentiert. Da Zustände, die durch die Einwirkung von Reizquellen und Objekten auf den Körper entstehen, an andere physiologische Prozesse gekoppelt sind, als jene, die ohne spezifische Reizung der Sinnesorgane erzeugt werden, kann der Organismus zwischen Ereignissen in der Außenwelt und inneren Prozessen unterscheiden. Abbildung 1 stellt die Zuordnung verschiedener Repräsentationen des Selbst- und des Weltmodells in einer Übersicht dar.

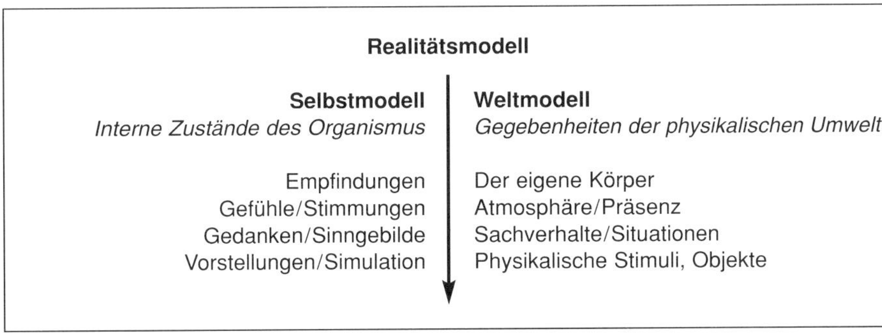

Abbildung 1:
Komponenten und Repräsentationen im Realitätsmodell (Fach, 2007)

AgE können als Anomalien im Selbst- und Weltmodell verstanden werden

AgE können als Anomalien im Realitätsmodell konzeptualisiert werden. Ausgehend von den beiden Submodellen des Selbst- und des Weltmodells lassen sich vier grundsätzliche Formen subjektiv erlebbarer Anomalien unterscheiden und dokumentieren. Internale Phänomene, die bei AgE berichtet werden – wie z. B. Stimmenhören, Körpersensationen, Gedankeneingebung – können als Anomalien im Selbstmodell verstanden werden. Externale Phänomene, die in der Außenwelt (z. B. Erscheinungen, Kinetische Phänomene) und im Körpermodell (z. B. Stigmata, Körperveränderungen) verortet werden, werden als Anomalien im Weltmodell eingeordnet. Ferner gibt es Anomalien, deren zentrales Merkmal das außergewöhnliche Zusammentreffen, eine Koinzidenz, mehrerer externaler Phänomene untereinander oder externaler mit internalen Phänomenen ist, so dass sinnvolle Bezüge zwischen Inhalten des Selbst- und des Weltmodells wahrgenommen werden, die angeblich nicht auf sinnlicher Wahrnehmung und Informationsübertragung (Telepathie, Hellsehen, Präkognition) oder dem motorischen Einsatz des physikalischen Körpers beruhen (Psychokinese). Als vierte Variante lassen sich Anomalien beschreiben, bei denen dissoziative Prozesse im Zentrum stehen, wie sie beispielsweise bei außerkörperlichen Erfahrungen, psychischen Automatismen oder bei Schlafparalysen beschrieben werden. Die vier Phänomenbereiche stehen sich dabei komplementär gegenüber. Anomalien, die in der materiellen Außenwelt lokalisiert werden, stehen solche gegenüber, die internal im Selbstmodell verortet werden. Komplementär zu Koinzidenzphänomenen sind Anomalien, die durch eine psychophysische Dissoziation gekennzeichnet sind.

Internale Phänomene sind Anomalien im Selbstmodell. Externale Phänomene sind Anomalien im Weltmodell.

Externale wie internale Phänomene können den verschiedenen Sinnesmodalitäten zugeordnet werden. Für jede beteiligte Sinnesmodalität und Lokalisation sind auch der Bewusstseinszustand, der mögliche Sinn- und Zeitbezug mit anderen Ereignissen, mögliche Beeinflussungsideen/-erleben, subjektive Überzeugungen zu Ursachen der AgE und die subjektive

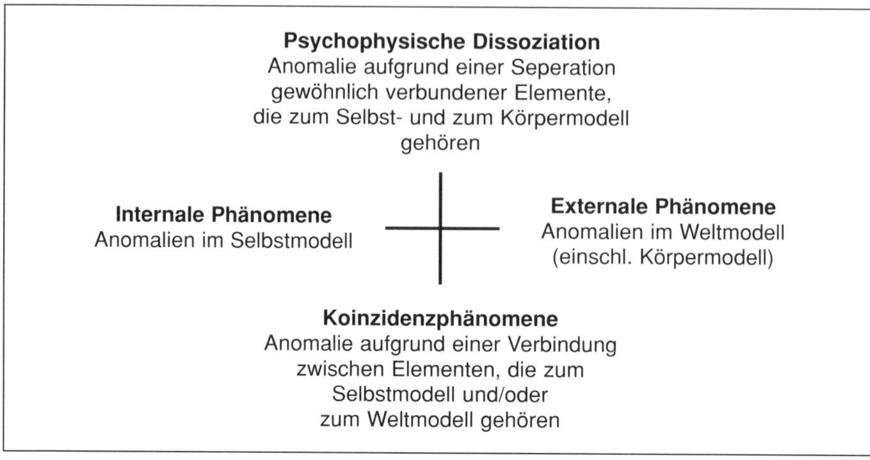

Abbildung 2:
Anomalien im Realitätsmodell (nach Fach, 2007)

Bewertung der AgE wichtige Aspekte zur Einschätzung der Erfahrung (vgl. Kapitel 3.1). Ein gemeinsames Auftreten von internalen mit externalen Phänomenen kommt vor allem dann vor, wenn die Betroffenen internale Phänomene als sinnvoll mit externalen Sachverhalten verknüpft wahrnehmen oder wenn sich in veränderten Bewusstseinszuständen die Grenzen zwischen internalen Zuständen und externalen Faktoren aufzulösen scheinen.

Tabelle 1 gibt einen Überblick über die berichteten AgE und deren subjektive Zuordnung als external oder internal erfahrbare Wahrnehmung durch die Betroffenen. Korrespondierende Erfahrungen der gleichen Sinnesmodalität und mit unterschiedlicher Lokalisierung sind in der gleichen Reihe aufgeführt.

1.3.1 Formenkreise außergewöhnlicher Erfahrungen

Auf der Grundlage von Faktorenanalysen und unter Berücksichtigung des Auftretenskontextes der Phänomene (Bewusstseinszustand, Bedeutungszuschreibung durch die Betroffenen und Auslösebedingungen) lassen sich die einzelnen Wahrnehmungen zu typischen Mustern als AgE-Formenkreise zusammenfassen (Belz-Merk & Fach, 2005; Fach, 2007). Die beschriebenen Formenkreise beruhen auf der Analyse von annähernd 1.500 am Institut für Grenzgebiete der Psychologie und Psychohygiene ausführlich anhand eines spezifischen Dokumentationssystems (vgl. Kapitel 3.2) aufgezeichneten Fällen (Belz-Merk, 2002).

Tabelle 1:
Phänomene und ihre Lokalisation im Kontext außergewöhnlicher Erfahrungen

External lokalisierte Phänomene	Internal lokalisierte Phänomene
Optische Phänomene/Erscheinungen	Visuelle Phänomene/Bilder/Vorstellungen
Akustische Phänomene/Mimikrygeräusche	Auditive Phänomene/Stimmenhören
Taktile Phänomene/Temperaturschwankungen	Leibliche Phänomene/Körpersensationen
Olfaktorische Phänomene	–
–	Ungewöhnliche Emotionen/Stimmungen
Spüren einer Anwesenheit/Atmosphäre	–
–	Körperliche Paralyse
Kinetische Phänomene/(De-)Materialisationen	–
–	Außerkörperlichkeit
Körperliche Veränderungen/Stigmata	–
–	Automatismen/Mediumismus/Channeling
Audio-/Photo-/Objektanomalien	–
–	Gedanken/-eingebung
Externale Sachverhalte/Ereignisse im persönlichen Umfeld	–
–	Unmittelbares Wissen/Ahnungen
Externale Sachverhalte/ Ereignisse allgemeiner Art	–
Sonstige externale Phänomene	Sonst. internale/psychophys. Phänomene

In der Faktorenanalyse ergeben sich sechs Formenkreise mit folgenden eindeutigen Zuordnungen (Ladungen):

1. *„Spuk" und Erscheinungen (53 %):* Hierzu zählen externale Anomalien wie akustische, kinetische und optische Phänomene, die in der Außenwelt und vorwiegend im normalen Wachzustand wahrgenommen werden. Dies sind Bewegungen, Veränderungen, das Verschwinden oder Auftauchen von Gegenständen ohne erkennbare natürliche Ursache, unerklärliche Geräusche wie z. B. Klopfen, Schritte, Stimmen und außergewöhnliche visuelle Eindrücke wie z. B. Lichterscheinungen, Gestalten etc. Außerdem werden gelegentlich taktile und olfaktorische Phänomene

Außergewöhnliche Wahrnehmungen lassen sich zu sechs typischen Formenkreisen zusammenfassen

geschildert. Die berichteten Phänomene werden häufig mit Geistern und Verstorbenen in Verbindung gebracht.

2. *„Außersinnlich" wahrgenommene Phänomene (ASW) (41 %):* Hierzu gehören zum einen Koinzidenzen von internalen Phänomenen mit externalen Sachverhalten in der Zukunft (Präkognition/Wahrträume) und zum andern Koinzidenzen von internalen Phänomenen mit externalen Sachverhalten und Zuständen anderer Lebewesen in der Gegenwart und Vergangenheit (Hellsehen/Telepathie/Empathie). Hierbei handelt es sich um Wahrnehmungen im Wachzustand. Eine spezifische ASW-Subkategorie sind Wahrträume: Hier werden Wahrnehmungen im Traumschlaf beschrieben, bei denen der Eindruck des Vorauswissens zukünftiger Ereignisse entsteht, für die sich im Nachhinein ein subjektives Gefühl der Passung ergibt. Dies kann sich entweder symbolisch oder als konkretes Geschehen im Traumerleben manifestieren.
3. *Internale Präsenz und Beeinflussung (38 %):* Dazu zählen auditive und somatische Phänomene. Damit ist das Hören von Stimmen „im Kopf" (z. B. intoniert oder nicht intoniert gehörte Worte, Sätze, Botschaften, Befehle) gemeint, das oft zusammen mit somatischen Empfindungen (Energiestrom, Hitze, Prickeln, Schmerz) auftritt, für die es keine objektivierbare Grundlage zu geben scheint. Des Weiteren können innere Bilder und Vorstellungen auftauchen. In vielen Fällen erklären die Betroffenen die Phänomene als Folge übernatürlicher Fremdeinwirkung auf ihr Bewusstsein und ihren Körper. Sie vermuten zumeist, dass schwarze Magie im Spiel ist, oder dass sie von fremden Kräften, Geistern oder Dämonen besessen sind.
4. *Externale Präsenz und Albdrücken (15 %):* Hierzu zählen das Spüren einer Anwesenheit und das Erleben körperlicher Paralyse. Dieser Faktor beschreibt Phänomene, die man im Volksmund als „Nachtmahr" oder „Albdrücken" kennt und die oft mit dem Zustand einer psychophysischen Dissoziation (Schlafparalyse) einhergehen. Es können internale sowie externale Elemente auftreten. In typischen Schilderungen erlebt die betroffene Person sich wach, aber mit Ausnahme der Augen bewegungsunfähig und sie hat den Eindruck, dass in ihrer unmittelbaren Umgebung eine sinnlich nicht wahrnehmbare Entität (Geister, fremde Mächte) anwesend ist. Zudem treten häufiger taktile Phänomene (z. B. Druck auf der Brust, Berührungen, Kälte) auf.
5. *Bedeutungsvolle externale Koinzidenzen (10 %):* Situationen, in denen Ereignisse, die einzeln betrachtet konventionell erscheinen, auf außergewöhnliche Art und Weise ein- bzw. zusammentreffen und als bedeutungsvolle Zeichen, sinnvolle Fügungen oder als vorherbestimmt bzw. schicksalhaft interpretiert werden.
6. *Automatismen und Mediumismus (7 %):* Erfahrungen, die sich im Umgang mit okkulten oder spiritistischen Praktiken ereignen. In einem veränderten Bewusstseinszustand tritt dabei ohne willentliche Steuerung ein koordiniertes, autonomes körperliches Verhalten (Automatisches

Schreiben, Gläserrücken, Channeling etc.) auf, das als selbstinduzierte psychophysische Dissoziation beschrieben werden kann. Derartige Erfahrungen werden von den Betroffenen im Allgemeinen als Kontakt mit fremden Kräften (Geistern, Verstorbenen oder Dämonen) interpretiert.

Abbildung 3 veranschaulicht die zu sechs Formenkreisen gebündelten Phänomene und ordnet sie vor dem Hintergrund des Realitätsmodells den vier beschriebenen Bereichen von Anomalien zu.

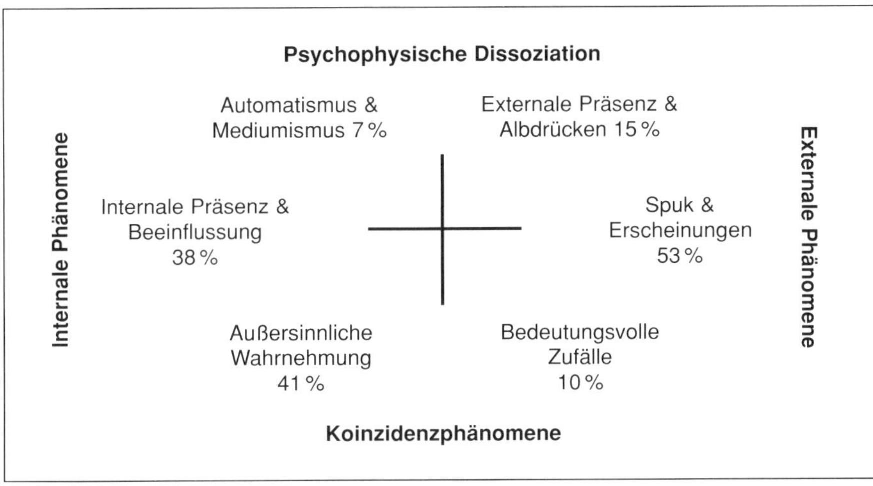

Abbildung 3:
AgE-Formenkreise im Realitätsmodell:
Ergebnis einer Hauptkomponentenanalyse mit N = 1.465 Fällen

1.3.2 Induzierung außergewöhnlicher Erfahrungen

Aufgrund der in der bisherigen Beratungspraxis des IGPP gewonnenen Daten lassen sich AgE hinsichtlich ihrer Auftretens- und Auslösebedingungen drei Kategorien zuordnen:

AgE treten meist spontan auf

1. *Spontane Erfahrungen.* Spontane Erfahrungen sind AgE, die plötzlich und ohne Vorankündigung auftreten und von den Betroffenen weder geplant noch intendiert sind. Typische Beispiele für solche Erfahrungen sind etwa Ahnungen und Träume, die sich später bewahrheiten oder das Erleben einer zeitlichen Koinzidenz von unerklärlichen visuellen, auditiven oder sensorischen Eindrücken mit Ereignissen von großer persönlicher Bedeutung, wie lebensbedrohliche Situationen oder Todesfälle im persönlichen Umfeld. In einigen Fällen erleben Betroffene auch innerhalb kurzer Zeit eine ganze Reihe von persönlichen Katastrophen und

Schicksalsschlägen. In dieser Situation können die Betroffenen dann die Vorstellung entwickeln, dass negative Mächte, Magie oder entsprechend befähigte Menschen auf sie Einfluss nähmen.

2. *Selbstinduzierte Erfahrungen.* Selbstinduzierte außergewöhnliche Erfahrungen entspringen dem eigenständigen Umgang mit okkulten, spiritistischen oder psycho-spirituellen Methoden bzw. einer intensiven Auseinandersetzung mit okkulten, religiösen oder spirituellen Systemen. So betreiben z. B. viele Jugendliche aus Neugier, Experimentierfreude oder als Lebenshilfeersatz okkulte Praktiken, wie Gläserrücken oder Pendeln. Nicht selten werden bei dem Verlust einer nahe stehenden Person Praktiken dieser Art auch mit der Hoffnung eingesetzt, Kontakt zu den Verstorbenen herzustellen. Bei intensiver Beschäftigung besteht ein erhebliches Abhängigkeits- und Suchtrisiko, und die Betroffenen können allmählich den Bezug zur Realität verlieren.

Häufiges Ausüben von Okkultpraktiken beinhaltet Risiko von Abhängigkeit und Realitätsverlust

3. *Fremdinduzierte Erfahrungen.* Durch die Teilnahme an Workshops, Therapie- und Selbsterfahrungsangeboten der Esoterik- und Psychoszene können AgE fremdinduziert ausgelöst werden. Die von den Anbietern eingesetzten, vielfach körperorientierten Verfahren, wie z. B. Bioenergetik, Biodynamik, Primärtherapie, und bewusstseinsverändernde Techniken, wie Hyperventilation, Hypnose und Meditation können zu erheblichen Veränderungen der Wahrnehmung und des Befindens führen. Die Erfahrungen können gelegentlich nicht verarbeitet und integriert werden. Im Kontakt mit Heilern, Medien, und Hellsehern kann sich die Vorstellung festsetzen, dem Einfluss unbekannter Energien und Mächte ausgeliefert zu sein oder über die eigentliche Behandlung hinaus durch einen Heiler beeinflusst und manipuliert zu werden.

Inanspruchnahme von Heilern, Medien, Hellsehern etc. kann Beeinflussungsgefühle auslösen

1.4 Epidemiologische Daten

Sowohl zu paranormalen Überzeugungen als auch zur Verbreitung von Berichten über entsprechende AgE liegen zahlreiche Untersuchungsergebnisse vor.

AgE und Psi-Gläubigkeit sind historisch wie transkulturell weit verbreitet

Diese zeigen, dass es sich bei AgE nicht um Einzelerlebnisse besonders selektierter Personengruppen handelt, sondern um Überzeugungen und Erfahrungen, die von weiten Teilen der normalen Bevölkerung berichtet werden (Bauer & Schetsche, 2003). Für die epidemiologische Verbreitung von AgE und ihre Bewertung als paranormal, gibt es auch transkulturell zahlreiche Belege (Newport & Strausberg, 2001; Schmied-Knittel & Schetsche, 2003). International bewegen sich die Zahlen derer, die an paranormale Phänomene glauben, zwischen 60 % und 75 %, während davon ausgegangen wird, dass zwischen 30 % und 50 % eigene AgE gemacht haben. Ein Sechstel der deutschen Bevölkerung berichten von AgE in der Nähe des Todes, wie z. B. außerkörperliche Erfahrungen. Die berichteten Häufigkeiten variieren jedoch in Abhängigkeit vom zeitgeschichtlichen und kulturellen Hintergrund, der Erhebungsmethode und der Art der Phänomene.

Tabelle 2:
Bevölkerungsanteil mit paranormalen Erfahrungen im internationalen Vergleich (Haraldsson & Houtkooper, 1991; Schmied-Knittel & Schetsche 2003)

Erfahrung / Land	Verbreitungsrate in Prozent			
	Telepathie	Hellsehen	Kontakt mit Verstorbenen	mindestens eine AgE
USA	54	25	30	60
Europa	34	21	25	46
BRD (West)	39	17	28	49
Belgien	21	14	18	29
Dänemark	15	12	10	25
England	36	14	26	44
Finnland	40	15	14	48
Frankreich	34	24	24	48
Holland	29	12	12	34
Irland	19	11	16	30
Island	34	7	41	52
Italien	41	39	34	60
Norwegen	17	7	9	24
Schweden	24	7	14	31
Spanien	21	14	16	32

Nach einer vom Institut für Grenzgebiete der Psychologie und Psychohygiene (IGPP) durchgeführten bundesweiten Repräsentativbefragung können sich je nach Phänomen zwischen 16 % (Spuk) und 73 % (ASW bei Tod und Krisen) der deutschen Bevölkerung die Existenz paranormaler Phänomene vorstellen. Nur 11 % der Gesamtstichprobe von N = 1.510 Befragten hielten keines der vorgegebenen Psi-Phänomene für denkbar. In der gleichen Erhebung wurden die Teilnehmer und Teilnehmerinnen auch nach eigenen Erfahrungen mit den entsprechenden Phänomenen gefragt. Fast drei Viertel der Befragten (73 %) berichten über mindestens ein eigenes subjektiv paranormales Erlebnis in ihrem Leben (Schmied-Knittel & Schetsche, 2003), im Durchschnitt haben die Befragten zwischen zwei und drei der vorgegebenen Phänomene erlebt. Die folgende Tabelle gibt einen Überblick über die prozentuale Verteilung der Erfahrungen.

Drei Viertel der Allgemeinbevölkerung berichten eigene AgE

Die Ergebnisse und Zahlen verdeutlichen, dass AgE und das Fürwahrhalten ihrer Existenz historisch wie transkulturell zum allgemein-menschlichen Erfahrungsschatz gehören und insofern sogar der Begriff „außer-

Tabelle 3:
Anteil Personen mit AgE in der deutschen Bevölkerung
(Schmied-Knittel & Schetsche, 2003)

Außergewöhnliche Erfahrungen	N	%
Déjà vu	747	49,5
Wahrtraum	554	36,7
Verblüffende Koinzidenz	551	36,5
ASW bei Tod + Krisen	283	18,7
Erscheinung	238	15,8
ASW Tiere	231	15,3
Spuk	183	12,1
UFO	36	2,4
Anderes	115	7,6

gewöhnlich" nur bezüglich des individuellen Empfindens und der Erklärungsmöglichkeiten, nicht aber in Bezug auf die Häufigkeit des Auftretens gerechtfertigt ist.

Art der AgE variieren mit dem Alter

Es gibt Hinweise, dass in unterschiedlichen Altersgruppen andere Formen von AgE dominieren. Wahrtraumerfahrungen, die seltener mit psychischer Auffälligkeit einhergehen, werden häufiger von jüngeren Ratsuchenden berichtet. Beeinflussungserfahrungen werden signifikant häufiger von Älteren berichtet, die zudem eher als psychisch auffällig eingestuft werden (Belz-Merk, 2002). In der Repräsentativumfrage von Schmied-Knittel und Schetsche (2003) berichten jüngere Personen signifikant häufiger von Déjà-vu-Erfahrungen, verblüffenden Koinzidenzen und UFO-Sichtungen. Erfahrungen, die mit Krisen und Tod zu tun haben und Erscheinungen werden dagegen häufiger von Älteren berichtet. Insgesamt nehmen AgE mit dem Alter signifikant ab. Ob sich in den Altersunterschieden Kohorteneffekte widerspiegeln, ob in unterschiedlichen Altersstufen einfach andere Themen relevant sind, die dann auch mit anderen AgE verbunden sind oder ob sich in den alterstypisch unterschiedlichen AgE evtl. Entwicklungs- bzw. Pathologisierungsprozesse von eher unproblematischen spontanen AgE hin zu belastenden Erfahrungen in Verbindung mit Beeinflussungserleben abzeichnen, ist derzeit ungeklärt.

1.5 Verlauf und Prognose

Traumata und Fantasietätigkeit in der Kindheit fördern

Vor allem traumatische Lebenserfahrungen spielen eine wichtige Rolle bei der Entwicklung von paranormalen Überzeugungen und fördern das Auftreten von AgE (Irwin, 1994; Lawrence, 1998). Paranormale Überzeugungen dienen dabei als Bewältigungsstrategie für den erlebten Kontrollverlust (Watt, Watson & Wilson, 2007). Detailliertere Angaben zum entsprechenden Entwicklungsmodell von AgE finden sich unter Kapitel 2.2.7 und 2.3.

AgE und Psi-Gläubigkeit

1.6 Differenzialdiagnose: AgE und psychische Störung

Welche Gemeinsamkeiten und Unterschiede gibt es hinsichtlich verschiedener Phänomene bzw. Symptome zwischen Menschen, die AgE berichten und solchen, die die Kriterien einer psychischen Störung erfüllen?

In der Literatur wurden immer wieder mögliche Zusammenhänge zwischen AgE, paranormalen Überzeugungen und psychischen Störungen (Berenbaum, Kerns & Raghavan, 2000) diskutiert. Verschiedene Studien zeigen, dass Individuen, die an einer psychischen Störung leiden, besonders ausgeprägt an die Existenz übernatürlicher Kräfte glauben (Thalbourne, 1994).

Prävalenzraten von psychischen Störungen und Häufigkeit von AgE machen Überschneidung unvermeidlich

Aufgrund von aktuellen epidemiologischen Daten wissen wir (Jacobi, Hoyer & Wittchen, 2004), dass in der bundesdeutschen Bevölkerung die 1-Monatsprävalenz für psychische Störungen bei 31 % liegt, die Lebenszeitprävalenz bei 43 %. Diese Zahlen zeigen, dass es schon rein statistisch zu einer Überschneidung von Personengruppen kommen muss, wenn bei jedem zweiten bis dritten Deutschen psychische Leiden vorliegen und gleichzeitig die Hälfte bis zwei Drittel der Bevölkerung über eigene AgE berichten und an deren Existenz glauben.

Gerade die Tatsache, dass außergewöhnliche Wahrnehmungen sowohl Indikatoren einer psychischen Störung sein können als auch als Elemente einer AgE beschrieben werden, macht die differenzialdiagnostische Unterscheidung besonders schwierig. Die folgenden Erhebungs- und Interpretationsfehler können dabei auftreten:

1. Außergewöhnliche Wahrnehmungen und Erlebnisse werden aufgrund des jeweiligen Überzeugungssystems der Beurteilenden bzw. aufgrund deren Zugehörigkeit zu einer entsprechenden (Sub-)Kultur grundsätzlich „paranormal“, spirituell etc. (v)erklärt.
2. Außergewöhnliche Wahrnehmungen und Erlebnisse werden grundsätzlich als psychische Störung eingeordnet, indem einzelne Wahrnehmungen übergeneralisiert und unabhängig vom Kontext ihres Auftretens und dem übrigen Funktionsniveau der Person bewertet werden.
3. Außergewöhnliche Wahrnehmungen und Erlebnisse können weder durch eine „psychische Störung“ noch durch andere bekannte psychologische Wahrnehmungs- oder Informationsverarbeitungprozesse allein zufriedenstellend erklärt werden. Es gibt Indikatoren, die sowohl die Diagnose einer psychischen Störung als auch die Annahme eines eigenständigen ontologischen Status der berichteten Anomalien rechtfertigen

Differenzialdiagnose muss (Sub-)Kultur, Auftretenkontext und allgemeines psychisches Funktionsniveau der Person berücksichtigen

mit mehr oder weniger großen Überlappungen in der Phänomenologie. Ein Aspekt wird unter den anderen subsumiert, so dass entweder die Störung nicht erkannt oder die AgE als Fehlwahrnehmung oder Täuschung deklariert wird.

1.6.1 AgE und dissoziative Störungen

Zusammenhang zwischen veränderten Bewusstseinszuständen, Dissoziation und AgE seit langem bekannt

In Deutschland verwies Bender (1959) schon früh auf die Zusammenhänge zwischen spiritistischen Praktiken (z. B. Tischrücken, Oui-Ja-Board, automatischem Schreiben oder Pendeln) und dissoziativen Störungen (Bender nannte sie „Mediumistische Psychosen"). Mögliche Verbindungen zwischen veränderten Bewusstseinszuständen bzw. dissoziativen Zuständen, wie sie im Rahmen der Hypnose, bei der Hysterie und der multiplen Persönlichkeit eine Rolle spielen, und AgE wurden von verschiedenen Autoren (Janet, 1901; Mitchell, 1922) schon zu Beginn des letzten Jahrhunderts diskutiert.

Aktuelle Studien zeigen, dass bei klinischen Gruppen die Beziehung zwischen dissoziativen Erfahrungen und paranormalen Überzeugungen stärker ausgeprägt ist als bei nichtklinischen Gruppen (Wolfradt & Dorsch, 1995). In Kapitel 2.2.3 finden sich weitere Studien zu Zusammenhängen zwischen dissoziativen Prozessen auch bei nichtklinischen Gruppen und AgE.

1.6.2 AgE und Schizotypie

Enger Zusammenhang zwischen Schizotypie und Psi-Gläubigkeit

Außergewöhnliche Wahrnehmungen wie Stimmenhören, außergewöhnliche Überzeugungen wie die Interpretation zufälliger Ereignisse als persönlich bedeutungsvoll, aber auch sozialer Rückzug und Argwohn sind Elemente einer schizotypischen Persönlichkeitsstörung. Hohe Schizotypiewerte sind aber nicht grundsätzlich mit psychischer Auffälligkeit, Neurotizismus, Depressivität, somatischen Beschwerden und schlechter sozialer Integration verbunden (Mischo, 1996; Bentall, 2000). Die genannten Phänomene können auch typische Bestandteile von AgE sein bzw. bei Menschen vorkommen, die von AgE berichten. Es überrascht also nicht, dass in Studien, die den Zusammenhang zwischen den beiden Merkmalen Schizotypie und „Psi-Gläubigkeit" messen, Personen mit hohen Schizotypiewerten auch signifikant „psi-gläubiger" sind (Gallagher, Kumar, Pekala,1994; Irwin & Green, 1998; McCreery & Claridge, 2002). Häufig berücksichtigen diese Studien aber nur einen Teil der schizotypiespezifischen Faktoren und zwar die sogenannte Positivsymptomatik. Damit sind vor allem außergewöhnliche Wahrnehmungen und Überzeugungen gemeint und das Auftreten kognitiver Fehler. Männer mit ausgeprägter kognitiver Desorganisation glauben beispielsweise vor allem an außergewöhnliche

Psi-Gläubigkeit hängt vor allem mit Positivsymptomatik von Schizotypie zusammen

Lebensformen (z. B. Schneemensch Yeti, Loch-Ness-Monster Nessie). Die Negativsymptomatik der Schizotypie wie sozialer Rückzug und Anhedonie korreliert dagegen wenig mit paranormalen Überzeugungen (Irwin & Green, 1998).

McCreery und Claridge (2002) zeigten beispielsweise, dass Personen mit Außerkörperlichen Erfahrungen (AKE) zwar schizotypische Wahrnehmungs- und Denkweisen also positive Symptome der Schizotypie zeigten, ansonsten aber gesund schienen oder sogar gerade wegen ihrer AKE als besonders gesund auffielen. McCreery und Claridge schufen daher für diese Gruppe der schizotypischen Personen den Begriff der „happy schizotypes". Diese zeichnen sich dadurch aus, dass sie einen ausgeprägten gesundheitsbezogenen Kohärenzsinn in Verbindung mit niedrigem Neurotizismus und hohen Werten im Bereich paranormaler Überzeugungen haben. Die Ergebnisse stützen die Annahmen einer gesunden Schizotypie und die Notwendigkeit paranormale Überzeugungen und AgE als neutral bezüglich psychischer Gesundheit anzusehen. Auf diesem Hintergrund erscheint es sinnvoll Goulding (2004) zu folgen, die von einem dimensionalen Modell der Schizotypie ausgeht.

AgE und Schizotypie

- Schizotype glauben eher an Psi-Phänomene.
- Hohe Schizotypiewerte und paranormale Überzeugungen sind allein kein Indikator für eine psychische Störung.
- Hohe Schizotypiewerte kommen genauso bei psychisch Gesunden vor.
- Hohe Schizotypiewerte und paranormale Überzeugungen sind erst in Kombination mit Anhedonie oder kognitiver Desorganisation Indikatoren für eine psychische Störung.

1.6.3 AgE und Selbstwert

Tobacyk und Mitchell (1987) fanden schwache, aber signifikante Korrelationen zwischen Narzissmus, paranormalen Überzeugungen und Präkognition. Für die allgemeine und die soziale Selbstwirksamkeitserwartung fanden Tobacyk und Shrader (1991) bei Frauen einen inversen Zusammenhang mit der Subskala Aberglauben der Skala für paranormale Überzeugungen. Sie nehmen demzufolge an, dass diejenigen, die abergläubisch sind, weniger Erfolg und mehr Misserfolg erleben. Dudley und Whisnand (2000) fanden einen Zusammenhang zwischen einem paranormalen Überzeugungssystem und einem depressiven Attributionsstil. Andrews und Lester (1998) konnten keinen Zusammenhang zwischen paranormalen Überzeugungen und manisch-depressiven Tendenzen finden.

1.6.4 AgE und Stimmenhören

Stimmenhören ist nicht grundsätzlich Indikator für eine psychische Störung

Von Personen mit einer Psychosediagnose wissen wir, dass sie Stimmen hören und den Eindruck haben, telepathische Nachrichten zu erhalten. Dies kann sowohl bei bipolaren Störungen als auch bei Störungen aus dem schizophrenen Formenkreis der Fall sein. Gleichzeitig sind dies typische Erfahrungselemente, die auch von Menschen mit AgE berichtet werden (Thalbourne, 1994; Thalbourne & French, 1995). Dass die grundsätzliche Einordnung von Stimmenhören als Symptom einer psychischen Störung nicht haltbar ist, haben Bentall (2000) sowie Romme und Escher (1989) eindrücklich gezeigt. Romme und Escher (1989) berichten, dass bei 70 % der Untersuchten das Stimmenhören nach einem traumatischen Erlebnis begonnen habe. Morrison und Peterson (2003) fanden in ihrer Studie einen bedeutsamen Zusammenhang zwischen traumabezogenen Messmitteln (negative Kognitionen über die Welt und verschiedene Dissoziationsmaße) und dem Auftreten auditiver und visueller Halluzinationen. Die sensorische Qualität der „halluzinatorischen" Wahrnehmung hing mit der Art des Lebensereignisses zusammen. Auditive Wahrnehmungen wurden vor allem von Personen berichtet, die Trauer, körperliche Angriffe und emotionalen Missbrauch erlebt hatten, visuelle Halluzinationen traten vor allem bei Personen nach Mobbing auf. Stimmenhören kann also nicht allein als Indikator einer psychotischen Episode verstanden werden, sondern kann auch in Folge belastender Lebensereignisse auftreten, die mit Traumatisierung und dissoziativen Prozessen einhergehen.

Halluzinationen treten oft nach Traumatisierung auf

Fallbeispiel: „Stimme der Liebe?"

Die Klientin A. ist eine Frau Anfang dreißig. Sie berichtet zu Beginn sehr scheu, dass sie seit etwa einem halben Jahr Stimmen höre. Hauptsächlich handle es sich dabei um die Stimme eines Bekannten. Anfangs klang die Stimme noch schmeichelnd und freundlich, seither sei sie jedoch zunehmend gehässig geworden. Frau A. stellt nun die Frage inwieweit dieser Bekannte, dessen Stimme sie hauptsächlich höre, in der Lage sei, aufgrund seiner spirituellen Entwicklung oder einer besonderen Technik derartiges zu bewirken. Sie macht sich auch Sorgen darum, dass dieser Mann einen noch stärkeren Einfluss auf sie ausüben könne.

Frau A. ist von Beruf Töpferin und führte bis vor etwa einem halben Jahr einen eigenen kleinen Laden in einem spanischen Ferienort. Dort bewegte sie sich viel in einem Kreis von „Esoterikinteressierten", zu der auch der besagte Mann zählt. Er faszinierte sie durch seine Lebenshaltung, war mehrfach in Indien gewesen und habe ein starkes Interesse an „Bewusstseinserweiterung". Außerdem, berichtet Frau A., würde er täglich Marihuana konsumieren.

Zwischen Frau A. und dem Mann war es vor einigen Monaten unter dem Einfluss von Marihuana und Wein zu einem einmaligen sexuellen Kontakt gekommen. Der sexuelle Kontakt war für sie von ausgesprochener Intensität und in der Folge wünscht sie sich intensiv die Fortsetzung dieser Beziehung. Er dagegen zeigt kein weiteres Interesse an ihr. Aufgrund seines Lebenswandels scheinen sich bei ihm zu diesem Zeitpunkt massive Probleme einzustellen: er ist arbeitsunfähig, passiv, hat Geldprobleme und Konzentrationsstörungen.

Auch Frau A. leidet zunehmend unter der Situation, sie fühlt sich sehr einsam und hat niemanden mit dem sie über diese Sache sprechen kann. Es geht ihr so schlecht, dass Freunde sie darauf ansprechen. Sie hatte schon länger geplant, in Deutschland ihren Meisterabschluss nachzumachen. Als sie anfängt die Stimme zu hören, gibt ihr dies den Impuls, Spanien zu verlassen und nach Deutschland zurückzukehren. Auch hier hört sie weiterhin die Stimme des Mannes. Seit kurzem würden sich auch unbekannte Frauenstimmen melden, die sich jedoch eher positiv äußerten und Mut zusprächen. Trotz der Beeinträchtigungen hat sie eine Arbeit angenommen, um Geld zu verdienen, und hält an dem Plan fest, baldmöglichst die Weiterbildung zu beginnen.

Befundlage zum Zusammenhang zwischen AgE, Psi-Gläubigkeit und Psychopathologie inkonsistent

Die Zusammenfassung der Studienergebnisse zeigt eine inkonsistente Befundlage. Während sich in einigen Studien Hinweise auf einen Zusammenhang zwischen dem Glauben an Paranormales und Psychopathologie fanden, gibt es viele andere Studien, in denen es einen solchen Zusammenhang nicht gab (Groth-Marnat & Pegden, 1998; Lester, 1993).

Eine genauere Analyse zeigt, dass die Ergebnisse sehr abhängig von den verwendeten Messinstrumenten sind und davon, wie paranormale Überzeugungen und Erfahrungen darin konzeptualisiert und unterschieden werden.

1.6.5 AgE und neuropsychologische Auffälligkeiten

Disposition zu instabiler Temporallappenaktivität kann Entstehung veränderter Bewusstseinszustände fördern

In der Literatur werden auch Zusammenhänge zwischen AgE und neuropsychologischen Auffälligkeiten (Brugger, 2006; Neppe, 1992) berichtet. Die Bedeutung instabiler Temporallappenaktivität bei der Entstehung veränderter Bewusstseinszustände wurde wiederholt hervorgehoben (Thalbourne, Crawley & Houran, 2003). Es dürfte sich dabei um eine genetisch bedingte Disposition handeln, die bis hin zum Auftreten epileptischer Anfälle reichen kann. Neben diesen genetischen Faktoren spielen für das Auftreten dieser Zustände biochemische Faktoren, wie Sauerstoff- oder Vitamin B-Mangel (z. B. durch eine Krankheit oder einen Unfall) eine Rolle. Eine aktive, bewusst herbeigeführte Veränderung der Temporallappenaktivität ist durch bewusstseinsverändernde Techniken wie Meditation, Hypnose, Hyperventilation oder die Einnahme psychotroper Substanzen möglich. Gesteigerte Temporallappenaktivität kann über ein gesteigertes Gefühl der Vertrautheit und Bedeutungshaftigkeit zu Déjà-vu-Erlebnissen, sowie zu Außerkörperlichen Erfahrungen (AKE), Nahtoderlebnissen (NTE) und einem Schwinden der Ich-Grenze führen.

Klinisch werden AKE oft im Zusammenhang mit traumatischen Erfahrungen (z. B. Unfall, Missbrauch) als dissoziativer Prozess und Schutzmechanismus beschrieben (Alvarado, 2000). Ausführliche Darstellungen zur Phänomenologie von AKE und NTE finden sich bei Alvarado (2000) und Greyson (2000).

1.6.6 Psychische Störungen bei AgE-Ratsuchenden

Von den Menschen, die AgE berichten, bildet die Gruppe derjenigen, die aufgrund dieser Erfahrungen belastet und irritiert sind und deswegen Rat und Hilfe suchen, eine spezifische Untergruppe. Sie unterscheiden sich möglicherweise von Menschen, die ihre AgE ohne weiteres verarbeiten und integrieren können, auch hinsichtlich Art und Umfang des Auftretens von psychischen Störungen.

AgE können zu klinisch relevanten Irritationen führen

Von Hofmann und Wiedemer (1997) wurden im Rahmen des „Projekts zur Aufarbeitung und Entwicklung der Informations- und Beratungstätigkeit" neben der inhaltsanalytischen Auswertung der berichteten Phänomene auch eine Einschätzung der klinischen Auffälligkeit der AgE-Ratsuchenden vorgenommen. Die Stichprobe besteht aus 844 dokumentierten Fällen aus dem Zeitraum von 1986–1995. Die Einschätzung basiert auf einer nachträglichen Einstufung von Falldokumenten, Berichten und Briefen und ist als retrospektives klinisches Rating anzusehen. Den Einschätzungen liegt keine objektivierende Psychodiagnostik zugrunde. Sie wurde grundsätzlich vorsichtig und konservativ gehalten. Es handelt sich dennoch um subjektive Verdachtsdiagnosen des jeweiligen Beraters, die eine annäherungsweise Schätzung zulassen.

Ratsuchende mit AgE sind nicht notwendigerweise psychisch gestört

Bei der Einschätzung der klinischen Auffälligkeit anhand des schriftlichen Materials ergaben sich folgende Verteilungen: 31 % der Klienten und Klientinnen zeigen keinerlei Anzeichen von Störung, bei 28 % kommt es zu einer problematischen Verarbeitung von Erfahrungen, die sich in Form von Ängsten, Depressionen, psychosomatischen Störungen, Schlafstörungen und leichten Einschränkungen im alltäglichen Leben äußern kann. Weitere

23 % zeigen ein hohes Maß an klinischer Auffälligkeit. Darunter fallen psychosenahe oder präpsychotische Zustände, Störungen des paranoiden Typus der Schizophrenie oder wahnhafte Störungen, bis hin zu ausgeprägten Psychosen mit einem hohen Grad an Dysfunktionalität und Desorganisation. Bei den restlichen Fällen (18 %) konnte keine Einschätzung der klinischen Auffälligkeit vorgenommen werden.

Aktuelle empirische Befunde zum gemeinsamen Vorkommen von AgE und psychischer Auffälligkeit liegen aus einer Erhebung an AgE-Ratsuchenden vor, die sich an das Institut für Grenzgebiete der Psychologie und Psychohygiene e. V. in Freiburg (IGPP) wandten, um Rat und Hilfe beim Verstehen und Verarbeiten ihrer AgE zu erhalten. Die dort tätigen Berater und Beraterinnen stellten bei ca. der Hälfte der Ratsuchenden auffällige Symptome und Verhaltensweisen fest, die auch als Indikatoren einer psychischen Störung angesehen werden können. Grundlage zur Einstufung von Ratsuchenden als psychisch auffällig war dabei ein selbstentwickeltes Beurteilungsinstrument (vgl. Kapitel 3.2, Belz-Merk & Fach, 2005). Je nach Art der AgE finden sich unterschiedliche Häufigkeiten in der psychischen Auffälligkeit. So werden insbesondere AgE-Ratsuchende, die internale Phänomene berichten und sich ihre AgE durch Fremdeinflüsse wie schwarze Magie, Hexerei oder Voodoo erklären, zu einem hohen Prozentsatz als psychisch auffällig eingestuft. Ratsuchende, die über Wahrträume, Außersinnliche Wahrnehmungen (ASW) oder Mediumistische Erfahrungen berichten, werden dagegen in der Mehrzahl von den Beratern und Beraterinnen des Instituts als nicht psychisch auffällig eingestuft. Für alle Typen von AgE gilt – wenn auch in unterschiedlichem Ausmaß – dass AgE auch bei psychisch unauffälligen, gut integrierten Personen auftreten können. Da es sich bei den Ratsuchenden um eine Gruppe von Personen handelt, die durch ihre AgE wie auch ihre Lebenssituation und/oder -geschichte ohnehin vielfältig belastet ist, sind die Ergebnisse nicht auf Menschen mit AgE allgemein übertragbar.

Psychische Auffälligkeit variiert mit dem Typ der AgE: Internale Typen am auffälligsten, ASW-Typ und Mediumistischer Typ am unauffälligsten

1.7 Überlappungen zwischen AgE und Symptomen psychischer Störungen

Vergleicht man einzelne Wahrnehmungen, die bei AgE berichtet werden, mit den Kriterien zur Diagnose einer psychischen Störung, so lassen sich auf einer beschreibenden Ebene mehr oder weniger große Überlappungen zwischen den berichteten außergewöhnlichen Wahrnehmungen und Überzeugungen und verschiedenen Symptomen und Störungsbildern feststellen. Tabelle 4 zeigt mögliche phänomenologische Überschneidungen zwischen AgE und verschiedenen psychischen Störungen.

Tabelle 4:
Überlappung von Merkmalen bei AgE und verschiedenen psychischen Störungen nach DSM-IV bzw. ICD-10

	Schizophrene Psychose	Schizotypie	Organische Psychose	Wahn	Halluzination	Dissoziative Störung	Somatoforme Störung	Paranoide Störung	Bipolare Störung	PTSD	Borderline Störung
Externale Phänomene											
Optische Phänomene/Erscheinungen	x		x		x		x				x
Akustische Phänomene/Mimikrygeräusche	x	x	x		x						x
Taktile Phänomene/Temperaturschwankungen	x				x				x		
Olfaktorische Phänomene	x				x						
Spüren einer Anwesenheit/Atmosphäre	x										
Kinetische Phänomene/(De-)Materialisationen											
Körperliche Veränderungen/Stigmata	x					x					
Audio-/Photo-/Objektanomalien											
Bezug zu Ereignissen im persönlichen Umfeld	x	x		x				x			
Bezug zu Ereignissen allgemeiner Art	x	x		x				x			
Internale Phänomene											
Visuelle Phänomene Bilder/Vorstellungen					x	x				x	x
Auditive Phänomene/Stimmenhören		x			x	x				x	x
Leibliche Phänomene/Körpersensationen	x	x			x		x			x	
Ungewöhnliche Emotionen/Stimmungen	x										x
Körperliche Paralyse											
Außerkörperlichkeit						x				x	x
Automatismen/Mediumismus/Channeling						x					
Ungewöhnliche Gedanken/Gedankeneingebung	x	x		x		x		x	x		x
Unmittelbares Wissen/Ahnungen	x	x		x				x			x

Tabelle 4 beschränkt sich in der Darstellung auf zentrale Wahrnehmungen von Phänomenen, die einerseits im Rahmen von AgE berichtet werden und andererseits in den Diagnoselisten als Kriterien einer psychischen Störung gelten. Die meisten Überschneidungen zeigen sich zwischen AgE und der schizotypischen Persönlichkeitsstörung, Erkrankungen des schizophrenen Formenkreises und Traumafolgestörungen.

Überschneidungen zwischen AgE, Psi-Gläubigkeit und psychischer Störung am größten bei Schizotypie, Schizophrenie und Traumafolgestörungen

Art, Umfang und Ursache dieser gemeinsamen Schnittmenge zwischen AgE und psychischer Störung können ganz unterschiedlich verstanden werden. Wenn es zu Überlappungen zwischen AgE und psychischen Störungen kommt, sind mindestens sechs verschiedene Erklärungen möglich:

1. Die AgE verursacht die psychische Störung (z. B. Entwicklung einer „mediumistischen Psychose" nach dem wiederholten Ausüben von Okkultpraktiken wie dem automatischen Schreiben).
2. Die psychische Störung bewirkt AgE (z. B. die bei einer schizotypischen Persönlichkeitsstörung vorhandene Neigung Ereignisse als bedeutungsvoll verknüpft anzusehen fördert das Erleben von Koinzidenzen).
3. AgE und psychische Störung können beide durch einen dritten Faktor verursacht werden (z. B. psychische Instabilität infolge Traumatisierung als Nährboden für AgE und PTSD).
4. AgE und psychische Störung bedingen sich gegenseitig durch Zufallsfluktuation und verstärken sich im Sinne eines Aufschaukelungsprozesses gegenseitig immer weiter. Ein Beispiel: Personen mit schizotypischer Persönlichkeit machen besonders häufig AgE, was zu einer evtl. auch neurobiologischen Bahnung beider Prozesse und damit wechselseitigen Verknüpfung führt.
5. AgE und psychische Störung bedingen sich gegenseitig (wie bei 4), wurden aber ursprünglich durch einen weiteren Faktor ausgelöst. Beispielhaft lässt sich folgender Verlauf beschreiben: Eine Person, die sich für medial begabt hält, versucht durch verschiedene Techniken wie z. B. automatisches Schreiben, Kontakt mit dem Jenseits aufzunehmen. Je häufiger sie dies versucht, desto leichter gerät sie in dissoziative Zustände. Das automatische Schreiben wird zunehmend produktiver. Die Person beginnt Stimmen zu hören, die sie als Botschaften aus dem Jenseits interpretiert. Die auftretenden Halluzinationen generalisieren auf immer mehr Wahrnehmungsbereiche, die Realitätswahrnehmung verändert sich. Im weiteren Verlauf treten bald auch losgelöst von den Okkultpraktiken immer leichter psychotische Symptome auf, die dann als AgE mit paranormalem Hintergrund interpretiert werden.
6. AgE (A) und psychische Störung (B) bedingen sich gegenseitig in einem wechselseitigen Feedbackprozess mit einem weiteren Faktor C. Koinzidenzerlebnisse im Rahmen von AgE und beziehungsstiftendes Denken bei einer paranoiden Schizophrenie verstärken sich ständig wechselseitig positiv in Verbindung mit einem weiteren Faktor z. B. einem immer durchlässiger werdenden Wahrnehmungs- und Informationsverar-

Überlappungen liegen unterschiedliche Ätiologien zugrunde

beitungsstil. Schließlich sollten wir noch Varianten im Auge behalten, bei denen AgE und eine psychische Störung unverbunden und ohne Bezug nebeneinander stehen oder nur eine der beiden Kategorien, AgE oder psychische Störung vorhanden sind. Die verschiedenen Varianten möglicher Zusammenhänge zwischen AgE und psychischer Störungen zeigen, dass eine Sichtweise, die davon ausgeht, dass AgE automatisch als Indikatoren einer psychischen Störung anzusehen sind, dem Gegenstandsbereich nicht gerecht wird. Es ist nahe liegend, dass es einerseits häufig Überlappungen zwischen AgE und psychischen Störungen geben dürfte, andererseits selbst bei einem gleichzeitigen Vorhandensein von AgE und psychischer Störung beide Symptom- und Phänomenbereiche sehr unterschiedlich ineinandergreifen dürften.

1.8 Kriterien zur Unterscheidung zwischen AgE und einer psychischen Störung

Im DSM-IV (Saß, Wittchen & Zaudig, 2003) wurde die neue diagnostische Kategorie „Religiöse oder spirituelle Probleme" eingeführt. Damit wird nicht automatisch jeder, der an das Paranormale glaubt oder subjektiv paranormale Erlebnisse berichtet, als psychisch gestört diagnostiziert. Die allgemeine Idee ist vielmehr die, dass paranormal Überzeugte und Erfahrene besonders gefährdet sind eine psychische Störung zu entwickeln (Meehl, 1990).

„Pathologische" AgE sind in der Regel bizarrer, detaillierter und unkontrollierbarer

Vergleicht man Berichte über AgE von klinischen und nichtklinischen Stichproben, so zeigen sich folgende Unterschiede. AgE, die von klinischen Gruppen berichtet werden sind bizarrer, detaillierter und verstörender (Bentall, 2000; Jackson, 1997). Bei auditiven Halluzinationen berichten klinische Gruppen, dass ihre Halluzinationen unkontrollierbar sind wohingegen nichtklinische Gruppen das Gefühl haben, sie unter Kontrolle zu haben (Honig, Romme, Ensik, Escher, Pennings & Devires, 1998). Personen mit einer Psychosediagnose erkennen im Vergleich zu Gesunden in der Regel die Fremdartigkeit ihrer AgE nicht (Targ, Schlitz & Irwin, 2000).

Die Phänomenologie AgE liefert noch nicht deren Erklärung mit

Die angestellten Überlegungen zeigen, wie wichtig eine genaue Analyse der wahrgenommenen Phänomene ist. Die Auflistung verdeutlicht ferner, dass sowohl die Klassifizierung AgE als psychische Störung als auch die Bewertung von AgE als paranormales Ereignis letztendlich auf einem Kategorienfehler beruhen, wenn so getan wird, als ob allein die Wahrnehmung subjektiv außergewöhnlicher Phänomene selbst schon bedeutet, dass die Phänomene außergewöhnlich oder paranormal zustande gekommen sein müssten und so die ätiologische Erklärung ihres Auftretens quasi mitlieferten.

Roberts (1991) hat wiederholt gezeigt, wie problematisch und unzulässig es ist, mögliche Ähnlichkeiten zwischen außergewöhnlichen Wahrnehmungen im Rahmen einer AgE und psychopathologischen Symptomen im Rahmen einer psychischen Störung überzubetonen und zu weitreichende Schlüsse zu ziehen. Zur Diagnose einer psychischen Störung und einer Abgrenzung gegenüber AgE bzw. einem Inbeziehungsetzen zu AgE gehören neben der Auflistung von Phänomenen noch weitere Kriterien. So wird im DSM eine psychische Störung (Saß, Wittchen & Zaudig, 2003) als Funktionsstörung des Individuums verstanden. Ein maßgebliches Kriterium für fast alle Störungen ist, dass die Störung in klinisch bedeutsamer Weise Leiden oder Beeinträchtigungen in sozialen, beruflichen oder anderen wichtigen Funktionsbereichen verursacht. Es sind Emotionen, Kognitionen und Einschränkungen im interpersonalen und Leistungsbereich zu berücksichtigen und Aspekte wie Selbst- und Fremdgefährdung sowie Belastung und Leidensdruck auf der Seite der Betroffenen relevant.

Für eine Diagnosestellung zu den außergewöhnlichen Wahrnehmungen auch (interpersonelles) Verhalten, Kognition, Emotion, Leistungsfähigkeit und Belastbarkeit berücksichtigen

1.9 Salutogenetische Aspekte von AgE

In der Diskussion über die Zusammenhänge zwischen AgE und psychischer Auffälligkeit ist zu berücksichtigen, dass AgE auch zur psychischen Gesundheit oder zumindest zur Stabilisierung beitragen können (Kohls, 2004). Ob und inwieweit dies der Fall ist, dürfte davon abhängen, wie die Valenz (angenehm vs. unangenehm) der AgE eingeschätzt wird, ob die Betroffenen die AgE kontrollieren können, ein Erklärungsmodell für diese Erfahrungen haben oder sich ihnen ausgeliefert fühlen und inwieweit die Umwelt entsprechende Sicht- und Verhaltensweisen akzeptiert.

Positive Bewertung der AgE und ein AgE-kompatibles Weltbild gehen mit psychischer Gesundheit einher

In einer Studie von Goulding (2004) zeichnete sich eine Subgruppe von Personen mit einer hohen Ausprägung an paranormalen Überzeugungen und Erfahrungen auch durch einen hohen Kohärenzsinn in Verbindung mit niedrigem Neurotizismus aus, was eher ein Indikator für psychische Gesundheit ist.

Auch die Art der AgE entscheidet mit darüber, ob eine Erfahrung zur psychischen Gesundheit beiträgt oder nicht. Luzides Träumen ist beispielsweise ein Erfahrungstyp, der immer wieder als etwas Angenehmes beschrieben wird (LaBerge & Gackenbach, 2000), da er mit mentaler Klarheit und Kontrolle einhergehe, beides Aspekte, die mit emotionaler Stabilität und niedrigem Neurotizismus verknüpft sind (Wallace & Newman, 1997). Mystische Erfahrungen (Wulff, 2000) sowie Erfahrungen, die als Präkognition, Telepathie, Hellsehen im Wach- oder Schlafzustand beschrieben werden, werden häufig als sinnstiftende Erlebnisse eingeordnet und als Beitrag zur eigenen Spiritualität bewertet.

Durchlässigkeit des Selbst als Hintergrundvariable für Kreativität, Schizotypie und AgE

Ein paranormales Glaubenssystem, „Magisches Denken" und „Wahrnehmungsverzerrungen" hängen eng mit künstlerischen Fähigkeiten und Kreativität zusammen. Die Durchlässigkeit des Ich/Selbst wird als zentrale gemeinsame Variable diskutiert (Goulding, 2004). Folley und Park (2005) untersuchten psychisch unauffällige und schizotype Probanden mit Aufgaben zum kreativen Denken. Kreativität war dabei als Fähigkeit definiert, Bezüge zwischen Konzepten, für die sich keine offensichtlichen Zusammenhänge aufdrängten, zu entdecken. Die schizotypen Probanden schnitten bei den Kreativitätstests, in denen es vor allem auch um die Fähigkeit ging, Assoziationen zu bilden, deutlich besser ab als die normale Kontrollgruppe und die Gruppe der Schizophrenen. Diese Fähigkeit, versteckte Bezüge aufzudecken, ist auch typisch für Personen, die paranormale Überzeugungen haben und AgE berichten (Brugger, 2006; Spitz, 2005). Die Kehrseite der Medaille könnte sein, dass diese Fähigkeit, locker zu assoziieren, Personen mit AgE anfälliger dafür macht, auch dort von Beziehungen auszugehen, wo gar keine sind.

AgE und paranormale Überzeugungen sind bezüglich psychischer Gesundheit neutral

McCreery und Claridge (2002) zeigten, dass manche Individuen mit paranormalen Überzeugungen und AgE positive Auswirkungen erleben. Sie berichten ein zunehmendes Wohlbefinden, ein Gefühl der Verbundenheit mit anderen, Glück, Vertrauen, Optimismus und Lebenssinn (Kennedy & Kanthamani, 1995).

2 Modelle zur Erklärung von AgE

Sind paranormale Phänomene „wissenschaftlich" nachgewiesen? Diese zentrale Frage wird sowohl von Ratsuchenden wie von Wissenschaftlern und Wissenschaftlerinnen immer wieder gestellt. Für Menschen, die über AgE berichten, haben diese Erfahrungen in der Regel eine so große subjektive Evidenz, dass sie den Status einer unzweifelhaften Realität gewinnen. Bei der Suche nach einer Erklärung für ihre AgE ist für sie dann nicht von Bedeutung, dass der Zugang zur Wirklichkeit in hohem Maße theorie- und kontextabhängig ist. Im Sinne einer „naiven" Erfahrungstheorie benutzen sie dann Konzepte wie Geister, Engel, Dämonen oder Außerirdische, um ihre AgE zu erklären.

Was kann nun die etablierte Wissenschaft an theoretischen Annahmen und Heuristiken anbieten, wenn es darum geht, Struktur und Prozess von Anomalien und AgE zu verstehen?

Seit dem Ende des 19. Jahrhunderts versuchte die experimentelle Forschung die Existenz von paranormalen Phänomenen nachzuweisen und Theorien und Modelle zu entwickeln, die ihr Auftreten erklären könnten. Dies hier alles darzustellen, würde den Rahmen eines Manuals für die klinisch-psychologische Praxis sprengen. Eine ausführliche Übersicht über experimentelle Evidenz und Theorieansätze finden sich bei Broderick (2007), Radin (2006) und bei Jahn und Dunne (2006).

An dieser Stelle soll aber zumindest ein Eindruck davon vermittelt werden, wie die Grundüberlegungen aktuell diskutierter Modelle aussehen. Diese zu kennen und im Rahmen einer aufklärenden Psychoedukation an Ratsuchende vermitteln zu können, hat sich in der beraterischen und therapeutischen Arbeit mit AgE-Betroffenen als nützlich erwiesen.

Signalübertragungstheorien sind zur Erklärung von Psi-Prozessen ungeeignet

Traditionelles parapsychologisches Denken war lange Zeit von der Vorstellung geprägt, dass Phänomene wie Telepathie, Präkognition oder Psychokinese, durch Informations- oder Energieübertragungsprozesse zustande kommen und mit Hilfe sogenannter Signalübertragungstheorien erklärt werden könnten. Diese Vorstellungen sind immer noch sehr verbreitet und spielen auch in esoterischen und New-Age-Konzepten eine zentrale Rolle. Allerdings konnte in der experimentellen parapsychologischen Forschung bislang kein derartiges Signal gefunden werden. Die moderne experimentelle parapsychologische Forschung und Theoriebildung hat sich daher von diesen Vorstellungen weitgehend verabschiedet und theoretische Modelle entwickelt, die sich aus der Quantenmechanik herleiten. Diese Modelle werden den typischen Merkmalen der Phänomene deutlich besser gerecht. Das Verhalten der Phänomene lässt sich sowohl im Labor als auch im Feld folgendermaßen charakterisieren: Sie treten

Die moderne Parapsychologie nutzt Erkenntnisse der Quantenmechanik

- plötzlich und unerwartet auf (Spontaneität),
- ohne ersichtliche Ursache (Akausalität),
- scheinen dabei unabhängig von Zeit und Raum zu sein (Nichtlokalität),
- sind flüchtig und lassen sich nicht ohne weiteres replizieren (Elusivität),
- scheinen einen besonderen Bedeutungsgehalt zu haben (Evidenz),
- konstellieren sich als sinnvolle Zufälle (Koinzidenz/Synchronizität).

2.1 Psychophysische Modelle

Im Folgenden wird exemplarisch ein kurzer Einblick in die bedeutsamsten psychophysischen Modellansätze gegeben, die die speziellen Charakteristika paranormaler Phänomene und Anomalien berücksichtigen, ohne auf das klassische Sender-Empfänger-Paradigma zurückzugreifen.

Die folgenden Ausführungen sind keine leichte Kost. Es werden nämlich immer wieder Bezüge zur Quantenmechanik hergestellt. Diese hat unser Denken in vielerlei Hinsicht revolutioniert, da mit ihr unser gewohntes kausales Denken und unser klassisch deterministisches Weltbild nicht länger aufrechtzuerhalten waren. Gleichzeitig ist die Quantenmechanik die am besten überprüfte und bestätigte Theorie überhaupt. Das Buch und die darin beschriebenen Interventionsansätze können jedoch auch ohne Kenntnis der im Folgenden beschrieben Modelle nützlich eingesetzt werden. Wer die psychophysischen Modelle zu verwirrend findet, kann die folgende Passage überspringen und bei Kapitel 2.2 weiterlesen.

Psychophysische Modelle für außergewöhnliche Erfahrungen (AgE)
– Synchronizitätstheorie – Schwache oder verallgemeinerte Quantentheorie (engl. Weak Quantum Theory = WQT) – Modell der pragmatischen Information (MPI)

2.1.1 Die Synchronizitätstheorie

Paranormale Phänomene können als „sinnvolle Zufälle" verstanden werden

Die Synchronizitätstheorie, die vom Analytiker Jung und dem Physiknobelpreisträger Pauli in den Grundzügen skizziert worden war, ist einer der ersten Ansätze, der versucht, Erkenntnisse der Physik mit denen der Psychologie zu verknüpfen, um die Wechselwirkung zwischen Geist und Materie zu verstehen (Atmanspacher, Primas und Wertenschlag-Birkhäuser, 1995) und sie für die therapeutische Praxis nutzbar zu machen. Im Rahmen dieser Theorie werden paranormale Phänomene nicht als Ergebnis kausaler „Einflüsse" von Geist auf Materie oder andere mentale Systeme sondern als „sinnvolle Zufälle", als „synchronistische" Ereignisse gesehen. Unter „Synchronizität" versteht Jung Vorkommnisse, in denen sich die physikalische Welt korrespondierend zu einer inneren, psychischen Situation zu verhalten scheint. Zwei kausal offenbar unabhängige Ereignisse werden dann von einem Beobachter wie „zufällig" als sinnhaft verbunden erlebt. Jung geht davon aus, dass sowohl psychische als auch materielle Prozesse im Grunde einer Einheit entsprungen seien, die er „unus mundus – eine Welt" nannte. Im sogenannten Jung-Pauli-Dialog wird hierfür der Begriff der psychophysischen Einheitswirklichkeit verwendet. In ihr sei noch keine Subjekt-Objekt- bzw. Geist-Materie-Trennung vorgenommen. Demzufolge könnten beide Bereiche auch „koordiniert" oder korreliert erscheinen, obwohl es keine denkbare kausale Brücke gebe, sondern nur eine Verbindung zwischen den Bereichen durch Sinn (Jung, 1984; Primas, 1996; Walach & Schmidt, 2005).

Der goldene Skarabäus
Das folgende Beispiel aus Jungs psychotherapeutischer Praxis soll das Gesagte veranschauchlichen: „Eine junge Patientin hatte in einem entscheidenden Moment ihrer Behandlung einen Traum, in welchem sie einen goldenen Skarabäus zum Geschenk erhielt. Ich saß, während sie mir den Traum erzählte, mit dem Rücken gegen das geschlossene Fenster. Plötzlich hörte ich hinter mir ein Geräusch, wie wenn etwas leise an das Fenster klopfte. Ich drehte mich um und sah, dass ein fliegendes Insekt von außen gegen das Fenster stieß. Ich öffnete das Fenster und fing das Tier im Fluge. Es war die nächste Analogie zu einem goldenen Skarabäus, welche unsere Breiten aufzubringen vermochten, nämlich ein Scarabaeide (Blatthornkäfer), Cetonia aurata, der gemeine Rosenkäfer, der sich offenbar veranlasst gefühlt hatte, entgegen seinen sonstigen Gewohnheiten in ein dunkles Zimmer gerade in diesem Moment einzudringen." (Jung, 1971, Gesammelte Werke, Bd. 8, S. 497)

2.1.2 Verallgemeinerte und schwache Quantentheorie

Die verallgemeinerte Quantentheorie (VQ) wurde auf der Grundlage der Quantenmechanik (QM), die sich mit den kleinsten Teilchen im Universum beschäftigt, entwickelt. Die VQ, die auch schwache oder auf English Weak Quantum Theory (WQT) genannt wird, kommt – wie der Name schon sagt – aber insgesamt mit schwächeren Annahmen aus als die QM (Lucadou, Römer & Walach, 2007). Bestimmte Definitionen, die für die QM nötig und bestimmend sind, sind bei der VQ weggelassen. Die zentralen Definitionselemente der QM bleiben aber bestehen, nämlich der Umgang mit komplementären oder inkompatiblen Variablen, die sich in einer Algebra nichtkommutierender (d. h. in der Reihenfolge nicht vertauschbarer) Operatoren ausdrückt. Diese erlaubt es nun, ein Zentralphänomen der Quantenmechanik zu verallgemeinern: die Verschränkung. Darunter ist die nichtlokale Korreliertheit von Teilsystemen eines Quantensystems zu verstehen. Das bedeutet, dass Teilchen, die einmal in Wechselwirkung miteinander gestanden haben, sich nicht mehr als getrennte Objekte betrachten lassen, selbst wenn sie räumlich weit voneinander entfernt sind. Solche verschränkten Elemente verhalten sich korreliert, ohne dass Signale oder Energie zwischen ihnen ausgetauscht wird. Die atomare Wirklichkeit besteht demnach aus ausgedehnten „Quantenobjekten", die nur als Ganzheit beschrieben werden können.

Zentralphänomene der Quantenmechanik (Komplementarität und Verschränkung) sind auch zur Beschreibung von Makrosystemen nützlich

Nichtlokalität

Quantenmechanische Dinge führen ein merkwürdig unbestimmtes Dasein. Vor einer Messung haben Teile eines quantenphysikalischen Systems keinen definierten Zustand, sondern nur überlagerte Wahrscheinlichkeiten für definierte Messergebnisse. Sie bilden eine organisatorische Geschlossenheit, befinden sich unter bestimmten Voraussetzungen in einem verschränkten Zustand. Misst man nun den Zustand eines Teiles des Systems, z. B. den Drehimpuls eines Elementarteilchens, so ist entsprechend dem Formalismus der Quantenmechanik der Wert des korrespondierenden Teilchens unmittelbar festgelegt, so als „wüssten“ die beiden Teilchen voneinander. In Experimenten lässt sich zeigen, dass dies unabhängig von der zeitlichen und räumlichen Distanz der Teilchen ist und nichtkausal. Man hat hierfür den Begriff der nichtlokalen Korrelation bzw. der Verschränkungskorrelation geprägt. Die VQ postuliert, dass nichtlokale Korrelationen in einem System nur dann auftreten können, wenn es komplementäre Observablen enthält, von denen eine global und die andere lokal ist. Das heißt, eine der Observablen beschreibt das ganze und die andere nur einen Teil des Systems. In der Physik werden komplementäre Observablen auch als inkompatibel bezeichnet.

Durch den Vorgang der Messung entstehen schließlich separierte physikalische Objekte und die Nichtlokalität wird zerstört. Jede Beobachtung einer spezifischen nichtlokalen Korrelation ist danach ein einmaliges Ereignis. Die Korrelationen können daher nicht zur praktischen Anwendung und/oder als Mechanismus für eine Informationsübertragung genutzt werden.

Die VQ beschreibt nun Komplementarität und Verschränktheit für alle Typen von Systemen, biologische, psychologische, gemischte oder andere Systeme, bei denen das Bewusstsein als Element des Systems behandelt wird (Walach, 2003).

Komplementarität und Verschränkung

Das *Komplementaritätsprinzip* – ursprünglich von dem Physiker Niels Bohr formuliert – geht davon aus, dass prinzipiell inkompatible oder komplementäre Eigenschaften ein und desselben physikalischen Objektes (wie Wellen- und Teilcheneigenschaften) sich wechselseitig bedingen. Heisenberg drückte diesen Sachverhalt mathematisch in der Unbestimmheitsrelation aus: Je genauer der Ort eines Teilchens gemessen wird, desto unschärfer wird sein Impuls – und umgekehrt. Begriffe wie Ort und Impuls sind zueinander komplementär, da sie nicht gleichzeitig beliebig genau messbar sind und die Reihenfolge ihrer Messung (Beobachtung) zu einem unterschiedlichen Ergebnis führt. Die Unschärfe-relation definiert auch, welche Größen komplementär sind und damit für eine Verschränkung in Frage kommen. Eine sehr allgemeine Komplementarität herrscht zwischen Materie und Geist (Walach & Römer, 2000).

Den Begriff der *Verschränkung* hat der österreichische Nobelpreisträger der Physik Schrödinger geprägt. Er hat damit die Tatsache bezeichnet, dass zwei Teilchen, die einmal miteinander in Wechselwirkung getreten sind, zu Bestandteilen eines unteilbaren Systems werden und sich nicht mehr als getrennte Objekte betrachten lassen, selbst wenn sie räumlich weit voneinander entfernt sind.

Die VQ sagt nun solche Verschränkungen auch als generalisierten Fall in anderen als quantenmechanischen Systemen im engeren Sinne voraus. Übertragen auf die Lebenswelt wäre die Koordination psychischer und leiblicher Vorgänge als eine Art generalisierter Fall von Verschränkung behandelbar (Walach, 2003).

Ausführlichere Darstellungen der VQ und ihrer zentralen Begriffe (Komplementarität, Nichtlokalität, Nonkommutativität, Verschränktheit etc.) finden sich bei Walach und Römer (2000) und bei Atmanspacher, Römer und Walach (2002).

„Zufall“ und Verbundenheit – ein Fallbeispiel

Ein weiteres Beispiel aus der Beratungspraxis: Ein junger Mann wird bei einem Verkehrsunfall in Australien schwer verletzt. Zur gleichen Zeit überfällt die in Deutschland lebende Schwester dieses Mannes wie aus heiterem Himmel ein intensives Angstgefühl und eine damit einhergehende unmittelbare Gewissheit, dass ihrem Bruder eben in diesem Moment etwas zugestoßen sein müsse. Dies alles, ohne dass es davor oder in diesem Moment irgendwelche Anzeichen für dieses Ereignis gegeben hätte. Die beiden erst einmal voneinander unabhängigen Ereignisse – der schwere Verkehrsunfall und das Angstgefühl – sind für die Betroffenen wie über eine Sinnbrücke miteinander verbunden. Im Rahmen der Verallgemeinerten Quantentheorie (VQ) bzw. der Weak Quantum Theory (WQT) werden sie als eine nichtlokale Korrelation in einem verschränkten System aufgefasst. Derartige sinnvolle Zufälle, auch Koinzidenzen genannt, werden bevorzugt für Krisen- und Gefahrensituationen berichtet, aber auch im Kontext anderer mentaler Instabilitäten, wie sie in veränderten Bewusstseinszuständen wie z. B. bei meditativen Praktiken auftreten (Atmanspacher & Fach, 2005).

2.1.3 Das Modell der Pragmatischen Information (MPI)

Quantenmechanik ist besser geeignet zur Beurteilung von AgE als signaltheoretisch-kausale Modelle

Schon bevor die VQ formuliert wurde hat Lucadou darauf hingewiesen, dass eine Erklärung von Psi-Phänomenen in Analogie zu Verschränkungsphänomenen der Quantenmechanik der Phänomenologie und Natur von AgE besser gerecht wird als eine signaltheoretisch-kausale. Aufbauend auf dieser Erkenntnis entwickelte er sein Modell der pragmatischen Information (1995). Der Unterschied zwischen dem Modell der Verallgemeinerten Quantentheorie (VQ) (Atmanspacher, Römer & Walach, 2002) und dem Modell der Pragmatischen Information (MPI) (Lucadou, 1995, 2001) besteht einerseits in der Formalisierung, die die VQ inzwischen erfahren hat (Lucadou, Römer & Walach, 2007), und andererseits in der größeren Spezifität des MPI in Bezug auf psychologische Sachverhalte.

Psi-Phänomene treten in einem geschlossenen System auf ohne dass eine räumliche oder zeitliche Nähe vorhanden sein muss

Damit es nach dem MPI zu nichtlokalen Korrelationen zwischen komplementären Einheiten in unserer Alltagswelt kommen kann, braucht es vorübergehend ein in sich geschlossenes System, eine „organisatorische Geschlossenheit" (z. B. eine Situation, in der zwei Menschen vorübergehend wie eine organische Einheit funktionieren). Ferner braucht es Informationen, die für dieses System von Bedeutung sind. Hierfür hat Lucadou den Begriff der pragmatischen Information von von Weizsäcker (1974) übernommen. Durch die pragmatische Information eines Systems entsteht dann der verschränkte Zustand (Lucadou, 2001). Übertragen auf Psi-Phänomene bedeutet das, dass zwei mentale und/oder materielle Elemente miteinander in Beziehung stehen können, ohne dass dafür eine räumliche Nähe oder vermittelnde Elemente notwendig sind (wie z. B. bei der Präkognition). Die Idee von Energie oder Signalübertragung braucht es hierfür nicht. Das System bleibt aber nur so lange eine geschlossene Einheit wie die bedeutungsvolle pragmatische Information konstant gehalten, d. h. keine Information zu- oder abgeführt wird. Wenn AgE tatsächlich nichtlokalen Korrelationen gleichkommen, wäre zu erwarten, dass diese bei Beobachtung analog zur Messung eines verschränkten physikalischen Systems verschwinden.

Dies nutzt Lucadou auch als Begründung dafür, dass beispielsweise Forscher im Labor, aber auch Berater und Beraterinnen von AgE-Ratsuchenden paranormale Phänomene ausgerechnet dadurch, dass sie versuchen Ergebnisse zu replizieren oder Ratsuchende zur genauen Beobachtung der außergewöhnlichen Phänomene auffordern, d. h. nur noch Bestätigung ohne Erstmaligkeit suchen, diese zum Verschwinden bringen (Decline-Effekt). Gleiches gilt, wenn Heiler oder Medien, die für sich besondere paranormale Fähigkeiten reklamieren, versuchen, diese dauerhaft und zuverlässig zu trainieren und als Methode einzusetzen. Dieses Modell kann auch einen Teil der von Ratsuchenden häufig berichteten Beeinflussungserfahrungen erklären, die beispielsweise nach Beendigung von Kontakten mit Heilern oder nach Trennungen berichtet werden. Trotz der formalen Beendigung der Beziehung treten weiterhin Wahrnehmungen im Selbstmodell auf, die gleichzeitig als fremd und nicht zum eigenen Selbst gehörend erlebt werden und dem ehemaligen Heiler oder Partner zugeschrieben werden. Diese Verschränktheit kann entsprechend dem MPI aufgelöst werden, wenn es im Beratungsprozess gelingt, im System z. B. durch klärungsorientiertes Vorgehen Bedeutung zu generieren.

Auch bei sogenannten präkognitiven Träumen und Vorahnungen begreifen Menschen in der Regel erst hinterher, dass das, was sie zuvor dachten oder träumten, eine besondere Bedeutung für sie haben könnte. Nach dem Modell der Pragmatischen Information ist z. B. außersinnliche Wahrnehmung eben keine „klassische" Informationsübertragung, sondern „nur" eine nichtlokale Korrelation, also ein gleichzeitiges Auftreten „sinnvoller" Ereignisse, ohne dass eine Informationsübertragung beteiligt ist. Beispiele aus seiner Beratungspraxis hat Lucadou in seinem Buch „Geister sind auch nur Menschen" (Lucadou & Poser, 1997) geschildert.

Pragmatischer Aspekt der Information

Begriff und Konzept der pragmatischen Information wurden von C. F. von Weizsäcker in die Physik eingebracht und von Christine und Ernst Ulrich von Weizsäcker (1974) weiter ausdifferenziert.

Pragmatische Information ist danach das *Produkt von Erstmaligkeit und Bestätigung*. Die pragmatische Information ist also dann besonders hoch, wenn etwas sehr neu ist und gleichzeitig maximal den Strukturen des Empfängers entspricht. Dieser Informationsbegriff berücksichtigt den tatsächlichen *Bedeutungsgehalt* einer Information, statt nur die Quantität von Signaleinheiten.

Ein in der Literatur immer wieder zitiertes *Beispiel* zur Verdeutlichung des Gesagten ist das Folgende: Das wiederholte Lesen der gestrigen Tageszeitung verringert den Erstmaligkeitsaspekt bei gleichbleibender Bestätigung, so dass die pragmatische Information zunehmend sinkt. Wenn man hingegen – ohne die chinesische Sprache zu kennen – zum ersten Mal eine chinesische Zeitung liest, ist zwar die Erstmaligkeit ungeheuer hoch, aber die Bestätigung gleich Null. Ein Höchstmaß an „pragmatischer Information" liegt demnach irgendwo zwischen absoluter Neuartigkeit und absoluter Bestätigung.

Lucadou (1995) ergänzte als weiteren für die pragmatische Information zentralen Aspekt das *Produkt aus Autonomie und Verlässlichkeit*. So ist beispielsweise ein sehr eigenständiger Mensch sehr informativ für seine Umgebung. Damit die Information, über die er verfügt, auch genutzt werden kann, braucht es aber auch Verlässlichkeit, z. B. derart, dass er auch zu einem vereinbarten Termin erscheint. Wenn ein Mensch vor allem verlässlich ist, ist er umgekehrt evtl. nicht von großem Interesse, da von ihm wahrscheinlich nicht viel an Information zu erwarten ist. Die Wirkung jeder Information hängt also grundsätzlich vom Einzelkontext ab.

2.2 Psychologische Variablen und Modelle

Bleibt man bei klassisch kausalen Modellen der Psychologie zur Erklärung von AgE, so dürften – ähnlich wie Perrez und Baumann (2005) dies für die Ursachen-Erklärungsmodelle von psychischen Störungen fordern – auch zur Erklärung der Ursachen von AgE und deren Überlappung mit psychischen Störungen multikausale Modelle angemessen sein, in denen sich verschiedene Wirkmechanismen zu Ursachenbündeln bzw. Ursachenketten zusammenfügen. Ferner sind Aneignungsbedingungen von aufrechterhaltenden Bedingungen zu unterscheiden und Komorbiditäten zu berücksichtigen.

Wie werden AgE verarbeitet und mit Emotionen, Einstellungen, Motiven, Verhaltensweisen und deren Bewertung verknüpft? Gibt es wichtige funktionale Zusammenhänge zwischen AgE und dem allgemeinen psychischen Geschehen der Betroffenen? Sowohl zur Phänomenologie der Erfahrungen wie zu den Erfahrungen selbst und den Spezifika der Personen, die diese Erfahrungen berichten, gibt es inzwischen zahlreiche Untersuchungsbefunde, die im Folgenden zusammenfassend dargestellt sind.

2.2.1 AgE, paranormale Überzeugungen und Personcharakteristika

Unterscheiden sich Menschen, die von der Existenz paranormaler Phänomene überzeugt sind oder eigene AgE berichten, von solchen, die keine paranormalen Überzeugungen haben und/oder keine eigenen AgE berichten?

Zahlreiche Studien untersuchen den Zusammenhang zwischen paranormalen Überzeugungen und verschiedenen Personmerkmalen

In der Literatur überwiegen Studien, die untersuchen, inwieweit paranormale Überzeugungen (in der Regel unabhängig von eigenen Erfahrungen) mit spezifischen soziodemografischen, kognitiven und persönlichkeitsspezifischen Merkmalen korrelieren (Irwin, 1993; Lawrence, 1998; Wiseman & Watt, 2006). Paranormale Einstellungen und Überzeugungen wurden dabei mit speziell entwickelten Skalen, so genannten „Paranormal Belief Scales“, untersucht (Tobacyk & Milford, 1983; Schriever, 1998; Goulding & Parker, 2001).

Zusammenfassend werden in diesen Studien insbesondere folgende Hypothesen getestet:
- Die Marginalitätshypothese (Bainbridge, 1987). Sie geht davon aus, dass Mitglieder sozialer Randgruppen am empfänglichsten für ein paranormales Überzeugungssystem sind.

- Die Hypothese des esoterisch-spirituellen Weltbildes (Zusne & Jones, 1982). Sie nimmt einen Zusammenhang zwischen paranormalen Überzeugungen und anderen Glaubenssystemen an, die eine subjektive, oft esoterische Grundlage haben.
- Die Fehlattributionshypothese (Blackmore, 1997) geht davon aus, dass Menschen, die ein paranormales Überzeugungssystem haben, durch unkritisches, unlogisches und irrationales Denken gekennzeichnet sind, mehr in einer Fantasiewelt leben, Wahrscheinlichkeiten falsch einschätzen und leichter beeinflussbar sind und dadurch eher normale Erfahrungen als paranormal verursacht fehlattribuieren.
- Die Psychopathologie-Hypothese (Zusne & Jones, 1982) geht davon aus, dass Personen mit einem paranormalen Überzeugungssystem psychisch auffällig und sozial zurückgezogen sind.

Skeptische Hypothesen zur Unterscheidung von „Psi-Gläubigen" und „Ungläubigen" sind nicht belegt

In einer Übersichtsarbeit hat Irwin (1993) die entsprechenden Studien kritisch gesichtet und gezeigt, dass sich diese skeptischen Hypothesen aufgrund der vorliegenden korrelativen Daten nicht bestätigen lassen. Für die überwiegende Mehrzahl der untersuchten Variablen gilt, dass sich entweder keine oder nur minimale Zusammenhänge zwischen einem paranormalen Überzeugungssystem und dem jeweiligen Merkmal finden lassen oder die Befunde widersprüchlich und daher nicht geeignet sind, die Hypothesen zu stützen (Belz-Merk, 2002; Wiseman & Watt, 2006). Unterschiede gibt es jedoch bezüglich Geschlecht und Alter. Junge Menschen haben im Allgemeinen eine größere Offenheit gegenüber dem Paranormalen als Ältere, außer wenn es um Glaubensinhalte geht, die mit traditionellen religiösen Vorstellungen verbunden sind. Frauen glauben ebenfalls eher an Paranormales als Männer, wobei sie häufiger an Astrologie oder Präkognition glauben, während der Glaube an UFOs oder Kryptozoologie (z. B. Monster von Loch Ness) eher eine Männerdomäne ist (Blackmore, 1994; Schmied-Knittel & Schetsche, 2003).

Psi-Gläubigkeit variiert mit dem Alter und dem Geschlecht

Soziale Umgebung beeinflusst paranormale Überzeugungen

Ferner gibt es Hinweise, dass die soziale Umgebung eine wichtige Rolle für die Entwicklung eines paranormalen Überzeugungssystems spielen könnte. Menschen mit ausgeprägten paranormalen Überzeugungen lesen mehr über Paranormales, sehen sich häufiger Fernsehsendungen zu paranormalen Themen an und haben auch eher Freunde mit ähnlichen Einstellungen (Sparks, Nelson & Campbell, 1997).

Tabelle 5 gibt einen Überblick über die am häufigsten untersuchten Variablen, für die sich Zusammenhänge zwischen verschiedenen Personenmerkmalen, einem paranormalen Überzeugungssystem und/oder außergewöhnlichen Erfahrungen (AgE) fanden. In der ersten Spalte ist das untersuchte Merkmal aufgelistet, in der zweiten Spalte ist vermerkt, ob sich in den Studien zwischen diesem (Persönlichkeits-)Merkmal und einem paranormalen Überzeugungssystem und/oder AgE positive (+), negative (–) oder keine (0) Korrelationen ergeben haben.

Tabelle 5:
Variablen, die Zusammenhänge mit AgE und paranormalen Überzeugungen aufweisen

Merkmal	ParaÜberz/AgE
Absorption	+
Fantasieneigung	+
Hypnotisierbarkeit	+
Suggestibilität	+
Dissoziationsfähigkeit	+
Schizotypie	+
Traumatisierung	+
Kreativität	+
Feldabhängigkeit	+
Rechtshemisphärendominanz	+
Magisches Denken	+
Rigidität	+
Externale Kontrollorientierung	+
Intuition und Fühlen	+
Vermeidender Bewältigungsstil	+
Sensation Seeking	+
Transliminalität	+
Durchlässigkeit („thin boundaries")	+
Bildungsabschluss	+/0
Kritisches Denken	+/0
Intelligenz	+/0
Fehleinschätzung von Wahrscheinlichkeiten	+/0
Fähigkeit zur Realitätsprüfung	–

2.2.2 AgE, Paranormale Überzeugungen und Informationsverarbeitungsprozesse

Nach Tart (1969) ist ein veränderter Bewusstseinszustand ein Zustand, in dem ein Individuum „deutlich eine qualitative Veränderung im Muster seines mentalen Funktionierens erlebt, was bedeutet, dass es nicht nur eine quantitative Veränderung spürt (mehr oder weniger wach, mehr oder weniger bildhafte Vorstellungen, schärfer oder stumpfer etc.), sondern auch, dass irgendeine Qualität oder Qualitäten seiner mentalen Prozesse anders sind … ein Gefühl klarer vorhanden ist, qualitative Veränderungen im mentalen Funktionieren, die Kriterium eines veränderten Bewusstseinszustandes sind." (Tart, 1969: Übersetzt v. Verf.). Diese Definition ist bis heute grundlegend geblieben. Dabei lassen sich subjektive Erlebnisveränderungen als auch begleitende physiologische, neurophysiologische und neuropsychologische Parameter messen (Vaitl et al., 2005).

In einer Überblicksarbeit zeigt French (1992), wie sich „Schafe" und „Ziegen", also Personen, die von der Existenz paranormaler Phänomene überzeugt sind, und Personen, die bezüglich paranormaler Phänomene skeptisch sind, sich in ihren Informationsverarbeitungsprozessen unterscheiden. Paranormale Überzeugungen wurden dabei mit Messinstrumenten wie der „Belief in the Paranormal Scale" (Jones, Russell & Nickel, 1977) gemessen. „Schafe" zeigen danach einen Bias beim schlussfolgernden Denken und in der Informationsverarbeitung, der ihre Überzeugungen stützt. So fanden beispielsweise verschiedene Studien, dass „Schafe" wesentlich stärker davon überzeugt sind, Zufallsprozesse beeinflussen zu können (Brugger, Regard & Landis, 1991). Menschen mit stark ausgeprägten paranormalen Überzeugungen haben auch viel eher die Erwartung bei parapsychologischen Aufgaben gut abzuschneiden, unabhängig vom später tatsächlich erreichten Ergebnis (Benassi, Sweeney & Drevno, 1979). Ferner fand Blackmore (1997), dass Menschen mit einem paranormalen Überzeugungssystem bei Aufgaben, die die Fähigkeit prüften, Wahrscheinlichkeitsaussagen abzugeben, schlechter abschnitten als skeptische Personen.

Der Sheep-goat-Effekt beschreibt den Einfluss von Psi-Skepsis und Psi-Gläubigkeit auf Studienergebnisse

Auf mögliche Spezifika im Bereich der Informationsverarbeitung weisen auch Ergebnisse aus verschiedenen EEG-Studien hin, die zeigen, dass sowohl Schizotypie als auch paranormale Überzeugungen mit einer Dominanz von rechts-hemisphärischer Verarbeitung einhergehen (Pizzagalli, Lehmann & Brugger, 2001). Auch auf Fragebögen zeigen „Psi-Gläubige" wie „AgE-Erfahrene" hohe Werte im schizotypischen (= hohe Bereitschaft Wahrnehmungs- und Denkinhalte als bedeutungsvoll zu erleben, die für Außenstehende keine emotionale Bedeutung haben, soziale Zurückhaltung wegen belastender „Emotionsansteckung") und rhapsodischen Stil (kritisch-analytisches Denken ist zugunsten einer Tendenz zur positiven Umdeutung von zunächst negativ erscheinenden Ereignissen reduziert; Spitz, 2005).

Insgesamt gibt es inzwischen ausreichend Belege dafür, dass Menschen mit einem paranormalen Überzeugungssystem und subjektiv paranormalen Erfahrungen sich von anderen durch eine spezifische Art der Wahrnehmung und Informationsverarbeitung unterscheiden. Sie besitzen eine hohe Durchlässigkeit für externale Reize, eine ausgeprägte Tendenz zur Mustererkennung und die Fähigkeit bzw. die Neigung, in veränderte Bewusstseinszustände einzutauchen. Dies kann auch als für Verschränkungszustände förderliche Vorbedingung im psychischen Geschehen angesehen werden.

Psi-Gläubige und AgE-Erfahrene zeigen hohe Durchlässigkeit für externale Reize und Neigung zu veränderten Bewusstseinszuständen

2.2.3 AgE, paranormale Überzeugungen und dissoziative Prozesse

Inzwischen liegen zahlreiche Arbeiten vor, die zeigen, dass Menschen, die ein paranormales Überzeugungssystem haben und eigene AgE berichten, auch erhöhte Werte bei Skalen aufweisen, die eine Nähe zu dissoziativen Prozessen aufweisen. Im DSM-IV (Saß, Wittchen & Zaudig, 2003) wird Dissoziation als ein Vorgang definiert, der zu einer vorübergehenden oder anhaltenden *Desintegration* in den Bereichen des *Bewusstseins*, des *Gedächtnisses* oder der *Identität* einer Person führt. Dissoziation ist also sowohl Prozess als auch das Ergebnis einer Spaltung. Die ICD-10 (Dilling, Mombour & Schmidt, 2006) weitet dieses Merkmal des Integrationsverlustes auf die neurophysiologischen Funktionen der Sensorik, Sensibilität und Motorik aus. Die weithin akzeptierte Definition der Dissoziation von Spiegel und Cardena (1991) „A structured separation of mental processes (e. g. thoughts, emotions, conation, memory and identity) that are ordinarily integrated" schließt explizit auch Emotionen mit ein. Hilgard (1994) geht davon aus, dass sich die Dissoziationsfähigkeit als normaler psychologischer Prozess entwickelt und als konstitutionelle Prädisposition vorhanden ist, und vertritt damit ein Traitkonzept.

Psi-Gläubige und AgE-Erfahrene zeigen erhöhte Dissoziationsfähigkeit

Absorptionsneigung (Offenheit für absorbierende und selbstverändernde Erfahrungen/Fähigkeit ganz in einer Sache aufzugehen und dabei das Gefühl für Zeit und Raum zu verlieren) (Tellegen & Atkinson, 1974), Fantasieneigung (Rao, 1992; Wilson & Barber, 1983), Suggestibilität und Feldabhängigkeit (Hergovich, 2003) sowie Transliminalität (nicht durch den Willen steuerbare Empfänglichkeit für bildhafte Vorstellungen und Gefühle unterhalb der Bewusstseinsschwelle) (Thalbourne, 2000) sind dissoziationsverwandte Variablen, die mit paranormalen Überzeugungen und AgE korrelieren. Dies gilt auch für Hypnotisierbarkeit (Hilgard, 1974), Imaginationsfähigkeit (Lynn & Rhue, 1987) und Dissoziationsfähigkeit selbst (Frischholz, Lipman, Braun & Sachs, 1992). Ferner gibt es Studien, die belegen, dass ihrerseits Absorptionsneigung (Spiegel & Cardeña, 1991), Neigung zur Fantasietätigkeit (Rao, 1992), Hypnotisierbarkeit und Imaginationsfähigkeit (Whalen & Nash, 1996) sowohl eine Beziehung zur Dissoziation als auch zu paranormalen Überzeugungen (Richards, 1991; Wolfradt, 1997) aufweisen. Weitere Variablen, die mit AgE zusammenhängen und

Hypersensibilität und durchlässige Grenzen fördern AgE

Bezüge zu veränderten Bewusstseinszuständen haben, sind Hypersensibilität auf äußere Reize (Thalbourne, 2000) und eine Persönlichkeitsvariable, die Hartmann (1991) „thin-boundariedness" nennt, wonach bestimmte Individuen eher durchlässige Grenzen in ihrem Selbstsystem aufbauen. Menschen, die eher durchlässige Grenzen haben, berichten auch mehr Albträume, Schlafparalysen, aber auch luzide Träume (auch Klartraum, in dem der bzw. die Träumende sich dessen bewusst ist, dass sie bzw. er träumt) sowie besonders farbige und lebhafte Träume, und haben schließlich hohe Werte auf der Transliminalitätsskala (Sherwood & Milner, 2004/2005). Nach Jawer (2006) zeigen sich bei Personen, die eine hohe Sensitivität für Außenreize aufweisen, auch signifikant häufiger als bei einer normalen Kontrollgruppe, subjektiv als Psi-Erfahrung eingeordnete Erscheinungen, aber auch mehr Allergien, Depressionen, Migräne, Albträume und traumatische Lebenserfahrungen.

2.2.4 AgE, paranormale Überzeugungen und motivationale Struktur

AgE sind aufgrund ihres ungewöhnlichen Charakters und meist unerwarteten Eintretens für die Betroffenen erklärungsbedürftig. Ihr Zustandekommen kann im Nachhinein oft nicht restlos aufgeklärt werden. Eine paranormale Erklärungshypothese ist daher ein nahe liegender Versuch, das Außergewöhnliche zu zähmen, ohne ihm dadurch aber das Besondere zu nehmen.

Paranormale Überzeugungen helfen traumatischen Lebenserfahrungen Sinn und Bedeutung zu geben

Gleichzeitig wissen wir, dass paranormale Erklärungsmodelle auch dazu benutzt werden, traumatischen Lebenserfahrungen Sinn und Bedeutung zu verleihen, Kontrolle über das eigene Leben zu gewinnen (Irwin, 1994) und eine Weltsicht aufzubauen, die die Illusion von Vorhersagbarkeit und Verlässlichkeit ermöglicht (Schumaker, 1990).

Welche Motive bestimmen nun das Verhalten von Menschen, die AgE berichten und deswegen Rat und Hilfe suchen? In einer qualitativen Studie von Tölle (2003) wurden Erstgespräche von Ratsuchenden, die sich an das Institut für Grenzgebiete der Psychologie und Psychohygiene gewandt haben und angeben durch subjektiv paranormale AgE belastet zu sein, mittels Plananalysen (Caspar, 2007) ausgewertet.

2.2.4.1 Exkurs: Die Methode der Plananalyse

Der Plananalyse-Ansatz (Caspar, 2007) ist ein Verfahren, das sich besonders eignet, das psychische Geschehen und seine motivationale Struktur, vom Verhalten bis hin zu den wichtigsten Bedürfnissen in enger Verknüpfung mit den Emotionen systematisch zu rekonstruieren. Das aktuelle Verhalten einer Person wird dabei vor allem unter funktionalen Gesichtspunkten zu verstehen versucht, indem es auf so genannte Handlungspläne zurückgeführt wird, die häufig ohne Bewusstheit wirken. Dabei wird davon ausgegangen, dass diese Handlungspläne letztendlich der Erfüllung der menschlichen Grundbedürfnisse wie Kontrolle, Lust, Bindung und Selbstwerterhöhung dienen. Wenn diese Pläne bedroht oder blockiert sind,

Mit dem Plananalyseansatz lässt sich die motivationale Struktur von AgE-Ratsuchenden darstellen

Plananalyse als Versuch, Aktivitäten aus der instrumentellen Perspektive zu betrachten

treten negative Emotionen auf. Unter ungünstigen Umständen entwickeln Menschen auch maladaptive oder zumindest nebenwirkungsreiche Strategien zur Realisierung ihrer Pläne. Plananalysen erlauben ein Analysieren verschiedener Probleme und auch der therapeutischen Beziehung im Überblick und ausdrücklich unter Einbezug von adaptiven Strategien und Ressourcen. Probleme und Stärken können ausgewogen neben- und miteinander analysiert werden, was insbesondere bei AgE, die patho- wie salutogenetische Aspekte enthalten können, sinnvoll ist. Eine zweidimensional gezeichnete Planstruktur gibt einen gut nachvollziehbaren Überblick über die zentralen Pläne, die das Verhalten mit wichtigen Zielen und schließlich den Grundbedürfnissen verknüpft. Sie ist ein hilfreiches Zwischenprodukt bei der Erarbeitung eines individuellen Fallverständnisses. Die explizite Fallkonzeption erläutert, bewertet und nutzt die darin enthaltenen Informationen, stellt diese in einen größeren Zusammenhang und leitet daraus die Überlegungen zu Therapiezielen und deren strategischer Umsetzung ab.

2.2.4.2 Prototypische Pläne bei Ratsuchenden mit AgE

Als Ergebnis mehrerer Studien lässt sich inzwischen eine „prototypische Planstruktur“ für Menschen, die wegen AgE Rat und Hilfe suchen, ableiten (Berger, 2004; Spitz, 2005; Tölle, 2003). Die darin enthaltenen Pläne sind vor allem für Ratsuchende typisch, die internale und Koinzidenzphänomene sowie psychophysische Dissoziationsphänomene berichten. Ratsuchende mit externalen Phänomenen sind in den Studien unterrepräsentiert, so dass für sie evtl. eine andere prototypische Planstruktur zutreffender ist.

Prototypische Planstruktur zeigt, wie AgE ins psychische Geschehen integriert werden

Unabhängig von der Art der berichteten AgE und dem Vorliegen psychisch auffälliger Symptome werden danach AgE funktional so in das psychische Gesamtfunktionieren integriert, dass sie den Ratsuchenden vor allem dazu dienen:

1. Probleme zu externalisieren (Misserfolge aber auch körperliche Missempfindungen und Schmerzen werden dann externen Faktoren wie schwarzer Magie, Hexerei, Voodoo, einer UFO-Entführung oder einer konkreten Person, die Rache nehmen wolle oder ihre Macht als Heiler missbrauche, zugeschrieben),
2. belastende Gefühle zu vermeiden (traumatisierende Lebenserfahrungen werden beschönigt und bagatellisiert, das Aufkommen negativer Gefühle führt zu thematischen Sperren und einem Ausweichen auf Themen, die mit positiven Gefühlen einhergehen, wie dem Berichten eigener außergewöhnlicher Fähigkeiten),
3. zu zeigen, dass man außergewöhnliche Fähigkeiten besitzt und etwas Besonderes ist (die AgE werden als Beleg für die eigenen außerge-

wöhnlichen Fähigkeiten betrachtet und Überlegungen angestellt, ob und inwieweit daraus besondere Verpflichtungen, Privilegien oder Möglichkeiten erwachsen; häufig ist diese Sichtweise mit dem Wunsch verbunden, diese Fähigkeiten anderen zur Verfügung zu stellen und gegebenenfalls weiter zu trainieren und auszubauen; teilweise wird das Berichten der AgE auch dazu benutzt, sich als interessanten Gesprächspartner zu zeigen, der Außergewöhnliches erlebt hat, ja evtl. außergewöhnlich ist),

Typische Pläne von AgE-Ratsuchenden sind Externalisierung, Vermeidung negativer Gefühle, Demonstrieren von Besonderheit und Sinnsuche

4. dem Leben einen Sinn zu geben (belastende Lebensereignisse, Misserfolge und Scheitern, die anderweitig schwer verstehbar und annehmbar sind, bekommen durch die Interpretation einen neuen selbstwertstabilisierenden Sinn z. B. als paranormal durch andere, die die Person beneiden und ihr schaden wollen, verursachte Ereignisse oder als schicksalshafte Fügung),
5. zu zeigen, dass die Erfahrungen „real" bzw. „echt" sind (zahlreiche Ratsuchende haben die Erfahrung gemacht, dass die von ihnen berichteten AgE u. a. als Fehlwahrnehmung, Täuschung oder Symptom einer psychischen Störung eingeordnet werden; sie setzen dann alles daran, möglichst glaubwürdig zu wirken und mit ihren Erfahrungen ernst genommen zu werden. Möglichst authentisch klingende Schilderungen von AgE können auch dazu genutzt werden, Berater und Beraterinnen davon abzuhalten mögliche klinisch-psychologische Aspekte abzuklären).

AgE werden zur Inkonsistenzreduktion genutzt

Die Betrachtung des eigenen Erlebens und Verhaltens aus einer paranormalen Perspektive ermöglicht den Ratsuchenden die Reduktion von Spannungen und Inkonsistenzen (Berger, 2004) und auf diesem Wege die Erfüllung wichtiger Grundbedürfnisse nach Selbstwerterhöhung, Bindung und Kontrolle im Leben, wenn wenig andere Mittel und Strategien zur Verfügung stehen. Im Laufe der Zeit werden dann immer mehr Teilbereiche des Erlebens und Verhaltens in ein regelrechtes AgE-Netzwerk eingebaut. Durch wiederholte Bahnung wird dieses Ordnungssystem immer stabiler, die Welt und das eigene Erleben werden also immer mehr und immer umfassender von einer AgE-Perspektive aus gesehen. Zu erneuten Spannungen im System kann es dann kommen, wenn die Wahrnehmungen, die Ratsuchende im Umgang mit ihren AgE im Alltag machen, ihr Bedürfnis nach Anerkennung und Kontrolle zunehmend weniger erfüllen bzw. damit in Konflikt geraten. Das ist z. B. dann der Fall, wenn Erzählungen über eigene subjektiv paranormale Fähigkeiten oder Berichte, telepathisch beeinflusst zu werden, bei anderen nicht mehr die evtl. anfänglich erreichte Aufmerksamkeit und Anerkennung hervorrufen, sondern zunehmend auf Ablehnung und Desinteresse stoßen, es dadurch zu interpersonellen Konflikten kommt, bis hin zur Entwicklung eines paranoiden Weltbildes und konkrete Probleme der Alltagswelt ungelöst bleiben.

Dies passt zu Ergebnissen aus Studien der Arbeitsgruppe um Bentall (Bentall, Kinderman, & Kaney, 1994), die gezeigt haben, dass die Externalisierung von Problemen und Misserfolgen als normale Strategie zur Regulierung des Selbstwertes eingesetzt wird, sich aber auch zu einem paranoiden Attributionsstil entwickeln kann (Kinderman & Bentall, 1996).

2.2.5 AgE, paranormale Überzeugungen und Emotionsregulation

Menschen mit paranormalen Überzeugungen reagieren stärker auf emotionale Stimuli

Die Forschungsergebnisse zu affektiven Aspekten von Menschen mit einem paranormalen Überzeugungssystem gehen in zwei Richtungen. Zum einen gibt es mehrere Studien, die zeigen, dass Menschen mit einem paranormalen Überzeugungssystem eine positivere affektive Haltung als Skeptiker haben, zum andern zeigen verschiedene Studien, dass vom Paranormalen Überzeugte eine negativere affektive Haltung haben. Thalbourne und Kollegen (Thalbourne & Delin, 1994; Thalbourne & French, 1995) fanden, dass vom Paranormalen Überzeugte gleichzeitig höhere Werte auf einer Skala zur Erfassung manischer wie auf einer Skala zur Erfassung depressiver Erfahrungen erreichten. Überzeugte lagen also sowohl bei den negativen wie bei den positiven Affekten mit ihren Werten deutlich über den Skeptikern.

Gianotti (2003) fand in zwei eigenen experimentellen EEG-Studien vergleichbare Ergebnisse. Danach reagieren Menschen mit starken paranormalen Überzeugungen sowohl deutlich positiver auf positive emotionale Stimuli als auch negativer auf negative emotionale Stimuli als Skeptiker. Ihre Fähigkeit, sich in emotionale Informationen einzufühlen, war deutlich stärker ausgeprägt als bei den untersuchten Skeptikern. Menschen mit paranormalen Überzeugungen scheinen also insgesamt stärker durch die im jeweiligen Moment gegebene Informationen beeinflusst zu werden als Skeptiker und emotional stärker zu reagieren. Sie sind sich stärker ihrer Umgebung bewusst, haben daran intensiver teil bzw. sind eher davon absorbiert.

In der Lebensgeschichte von Menschen, die aufgrund ihrer AgE Rat und Hilfe suchen, finden sich überzufällig häufig traumatische Lebenserfahrungen, insbesondere schwere Unfälle sowie physischer und sexueller Missbrauch. Zusätzlich zu diesen psychischen Verletzungen in der Biografie geht einer Phase, in der AgE auftreten, häufig auch ein weiteres destabilisierendes Ereignis voraus (Kramer, 1993). Traumatisierende Ereignisse, aber auch Lebenskrisen und Schicksalsschläge gehen in der Regel mit Verletzungen der menschlichen Grundbedürfnisse nach Kontrolle und Verstehen einher und führen so zu Inkonsistenzen im psychischen Geschehen. Da diese meist mit intensiven Emotionen verknüpft sind (z. B. Trauer bei Verlust, Wut und Ärger bei Grenzüberschreitungen, Angst bei Bedrohung), ist zu prüfen, welche Rolle Emotionen und deren Modulation im Zusammenhang mit diesen Erlebnissen spielen und ob und inwieweit dissoziative Prozesse bei der Bewältigung eine Rolle spielen.

In den Studien von Berger (2004) und Spitz (2005) wurde untersucht, wie AgE-Ratsuchende in Beratungsgesprächen mit Emotionen umgehen. Die Ergebnisse zeigen, dass sich Ratsuchende durch eine auffällige Vermeidung schwieriger und negativ bewerteter Themen auszeichnen, denen sie bevorzugt mit der Abwehrstrategie der Flucht in positive emotionale Zustände begegnen.

Emotionsregulation bei AgE-Ratsuchenden ist durch Vermeidung negativer Emotionen und Flucht in den positiven Affekt gekennzeichnet

Diese Ergebnisse lassen sich gut im Rahmen der Theorie der Persönlichkeits-System-Interaktionen (PSI) interpretieren (Kuhl, 2001).

2.2.5.1 Exkurs: Theorie der Persönlichkeits-System-Interaktionen (PSI)

Die Theorie der Persönlichkeits-System-Interaktionen (PSI) (Kuhl, 2001) hat nichts mit dem Psi-Begriff der Parapsychologie zu tun, sondern versteht sich als ganzheitlicher Ansatz zum Verstehen und Erklären menschlichen Verhaltens. Dabei stützt sie sich auf experimentelle und neurobiologische Befunde. Interindividuelle Unterschiede werden anhand des Wechselspiels zwischen vier verschiedenen Makrosystemen (Intentionsgedächtnis, Intuitives Verhaltenssteuerungssystem, Extensionsgedächtnis, Objekterkennungssystem) erklärt. Sowohl die Aktivierung dieser psychischen Systeme als auch der Informationsaustausch zwischen ihnen ist von Stimmungen und Affekten abhängig:

Die PSI-Theorie erklärt menschliches Verhalten mit vier verschiedenen psychischen Makrosystemen

- *Intentionsgedächtnis (IG):* Repräsentation und Aufrechterhaltung von Absichten; wird unterstützt durch analytische Prozesse wie Denken und Planen (linker präfrontaler Cortex).
- *Intuitives Verhaltenssteuerungssystem (IVS):* Ausführungssystem; notwendig zur Umsetzung aller im Intentionsgedächtnis gespeicherten Absichten; intuitive Wahrnehmung und Ausführung automatisierter Handlungsabläufe (Lokalisation im Gehirn: posterior rechtshemisphärisch).
- *Extensionsgedächtnis (EG):* ganzheitliches Erfahrungssystem; liefert Überblick über alle Lebenserfahrungen, die in einer Situation relevant sein könnten; integriert positive und negative Affekte und aktiviert diese simultan; ermöglicht Verstehen von Komplexität und Widersprüchlichkeit.
- *Objekterkennungssystem (OES):* ermöglicht das bewusste Registrieren einzelner Sinneseindrücke; lenkt die Aufmerksamkeit besonders auf Neuartiges, Unerwartetes oder auf Fehler; verbindet sich bevorzugt mit Einzelheiten, die Gefahren signalisieren oder unstimmig sind; Lieferant

Stimmungen und Affekte beeinflussen Aktivierung der psychischen Systeme

für neue Lernerfahrungen für das EG (Lokalisation im Gehirn: posterior linkshemisphärisch).

Affekte modulieren die Makrosysteme

Die Aktivierung der vier Systeme wird nicht nur durch die Anforderungen der konkreten Situation, sondern auch durch positive und negative Affekte moduliert. Umgekehrt haben auch die psychischen Systeme eine modulatorische Wirkung auf Affekte:

- *Erste Modulationsannahme (1. MA):* Positiver Affekt bahnt den Willen (IG). Die Intuitive Verhaltenssteuerung, die zur Umsetzung aller im Intentionsgedächtnis gespeicherten Absichten notwendig ist, wird durch positiven Affekt aktiviert.
- *Zweite Modulationsannahme (2. MA):* Negativer Affekt hemmt das integrierte Selbst (EG). Die Herauslösung einzelner Objekte aus ihrem Zusammenhang und die Beachtung von Unstimmigkeiten und Fehlern wird durch negativen Affekt verstärkt.

AgE-Ratsuchende setzen Externalisierung, Verantwortungsabgabe und Betonen eigener außergewöhnlicher Fähigkeiten zur Herunterregulierung negativer Emotionen ein

Emotionen erlauben Rückschlüsse auf Makrosysteme

Die Vermeidung negativer Affekte verhindert ihre Integration

Im Rahmen der PSI-Theorie lassen sich aufgrund der beobachteten Emotionalität Rückschlüsse auf aktivierte Makrosysteme ziehen. Das in der Studie von Berger beobachtete Vermeiden negativ bewerteter Themen bzw. das Erleben negativer Emotionen bei den AgE-Ratsuchenden geht im Einklang mit der Kuhlschen Theorie mit einer Vermeidung der Aktivation des diskrepanzsensitiven Wahrnehmungssystems einher. In diesem System findet in der Regel eine vertiefte Verarbeitung von erwartungswidrigen, mit bestehenden Erfahrungen nicht zu vereinbarenden und mit negativen Emotionen verbundenen Wahrnehmungen aus der Innen- und Außenwelt statt (Kuhl, 2001). AgE-Ratsuchende haben die Tendenz in Situationen, die die Aktivation dieses Systems nahe legen, auf Themen auszuweichen, die für sie mit positivem Anreiz verbunden sind bzw. wichtigen Zielen dienen (z. B. „sei etwas Besonderes"). Im Gespräch zeigt sich dies dadurch, dass AgE-Ratsuchende tendenziell mit Vermeidungsverhalten reagieren, sobald sie auf belastende Lebensereignisse angesprochen werden. Bei aufkommenden negativen Emotionen wird das Gespräch unmittelbar auf Ereignisse oder eigene Fähigkeiten gelenkt, die mit positiven Affekten verbunden sind. Dazu werden Strategien wie Externalisieren und Verantwortungsabgabe oder das Betonen der eigenen Besonderheit bzw. eigener paranormaler Fähigkeiten eingesetzt. Kuhl beschreibt diese Strategien als automatisierte und unbewusste Formen der selbstgesteuerten Verdrängung, die vor allem in Stresssituationen angewandt werden. Dadurch wird das für die Emotionsregulation zuständige Makrosystem – das Extensionsgedächtnis – gehemmt. Diskrepante Wahrnehmungen, wie sie bei verstörenden Erfahrungen (z. B. Traumata) typischerweise vorkommen, können dann nicht mit Vorerfahrungen, negative Affekte nicht mit Kognitionen und deren Bewertungen verknüpft werden. Es kommt zu einer Externalisierung der nicht integrierten Erfahrungen. Das Ausweichen in den positiven Affekt, der z. B. durch das Berichten eigener außergewöhnlicher Fähigkeiten hervorgerufen werden kann, wird zu einer auf negative Reize konditionierten Reaktion.

Berücksichtigt man die Studienergebnisse der Gruppe um Thalbourne (Thalbourne & Delin, 1994; Thalbourne & French, 1995) und die von Gianotti (2003) zusammen mit den Ergebnissen der eigenen Forschungsgruppe, wäre eine mögliche Erklärung die, dass Menschen mit einem paranormalen Überzeugungssystem und AgE Emotionen unterschiedlicher Valenz zwar intensiver wahrnehmen, dann aber intensive negative Emotionen stärker vermeiden wollen, diesen eher ausweichen und dadurch zu bewältigen versuchen, dass sie sich in positive Affekte flüchten.

Menschen mit AgE nehmen positive wie negative Emotionen intensiver wahr

2.2.6 Umgang mit Belastungen

Besonders wichtige motivationale Schemata und Ziele in der Gruppe der AgE-Ratsuchenden betreffen Intimität/Bindung und Autonomie sowie die Vermeidung von Kontrollverlust und das Streben nach Anerkennung (Selbstwerterhöhung), wobei im Bereich Intimität/Bindung häufig erhebliche Diskrepanzen zwischen Wunsch und Wirklichkeit bestehen. Als weiteres Merkmal findet sich eine Häufung von sozialen, psychischen und körperlichen Belastungen in der aktuellen Lebenssituation vieler AgE-Betroffener.

AgE-Ratsuchende setzen zur Inkonsistenzregulierung langfristig nebenwirkungsreiche dysfunktionale Strategien ein

Für die daraus resultierenden Inkonsistenzen werden von Menschen, die aufgrund ihrer AgE Rat und Hilfe suchen, dysfunktionale Bewältigungsstrategien – wie z. B. Externalisieren von Problemen – eingesetzt. Diese führen zwar kurzfristig zu einer Spannungsreduktion, langfristig erhöht sich dadurch eher die Inkonsistenz. Zur Inkonsistenzregulierung werden vor allem folgende Strategien eingesetzt:

- Erleben und Interpretation von Wahrnehmungs- und Denkinhalten als bedeutungsvoll, die für Außenstehende keine emotionale Bedeutung haben.
- Soziale Zurückhaltung, um belastende „Emotionsansteckung", die sich durch intensives Einfühlen in andere ergibt, zu vermeiden.
- Präferenz für intuitive Verhaltenssteuerung mit holistischer Informationsverarbeitung, führt zur Reduktion kritisch-analytischen Denkens. Hintergrund: Zu einseitiges Verbleiben in positiver Stimmung und spontanem Handeln bedingt, dass man nur die automatisch (d. h. ohne bewusste Überlegung) abrufbaren Verhaltensroutinen, die sich in der betreffenden Situation schon öfter bewährt haben (Reizsteuerung von Gewohnheiten), oder Verhaltensroutinen, die von anderen erwartet werden (Fremdsteuerung), ausführen kann, und immer dann versagt, wenn Schwierigkeiten überwunden werden müssen.
- Vermeiden negativer Emotionalität.
- Tendenz zur positiven Umdeutung („Kippen in den positiven Affekt") bei Konfrontation mit negativen Ereignissen und Emotionen.
- Intensive Beschäftigung mit und Berichten über AgE als Mittel zur interaktionellen Herabregulierung negativer Emotionalität.

- Demonstrieren von Besonderheit.
- Externalisierung von Problemen und Misserfolgen durch Verantwortungsabgabe und Einnehmen einer Opferhaltung.

2.2.7 Die Entwicklung paranormaler Überzeugungen und AgE

Irwin (1993, 1994, 1999, 2000) hat sich intensiv mit Persönlichkeitskorrelaten von paranormalen Überzeugungen befasst. Seine Vorstellungen über Ursachen und Funktion paranormaler Überzeugungen, die auf einer Synopsis der bis dahin vorliegenden korrelativen Studien beruhen, hat er in einem psychodynamischen Funktionsmodell zusammengefasst, das die Entwicklung eines paranormalen Überzeugungssystems und das Auftreten AgE zu erklären versucht. Ausgangspunkt seiner Studien war die Beobachtung, dass paranormale Überzeugungen mit Fantasieneigung korrelieren ($r = .42$, $p < .001$). Er schreibt daher der Fantasietätigkeit eine zentrale Rolle als Moderatorvariablen bei der Entwicklung von paranormalen Überzeugungen zu. Nach Kenntnis der Forschung gibt es zwei Bedingungen, die eine kindliche Fantasieneigung begünstigen. Zum einen sind dies Bezugspersonen, die ein Kind zur Fantasietätigkeit ermutigen und anregen, zum anderen findet sich eine die Fantasiebildung begünstigende Voraussetzung in traumatisierenden Kindheitserfahrungen, wie zum Beispiel Einsamkeit, Isolation und Misshandlung. Traumata lösen nach Irwin (1994) in einem Kind ein starkes Bedürfnis aus, Lebensereignisse kontrollieren zu können. Dies erhöht die Attraktivität paranormaler Konzepte, da damit zumindest der Eindruck einer intellektuellen Bewältigung von bedrohlichen Situationen oder anderweitig unverständlichen Ereignissen entsteht. Welche Überzeugungen herausgebildet werden, ist abhängig vom sozialen und kulturellen Hintergrund.

Kindheitstrauma, paranormale Überzeugungen und Kontrollbedürfnis hängen nur lose zusammen

Irwin (1994) konnte zwar Zusammenhänge zwischen Kindheitstrauma, paranormalen Überzeugungen und dem Kontrollbedürfnis nachweisen, die Zusammenhänge sind jedoch lose (zwischen $r = .31$ und $r = .36$, $p = .05$). Die Gültigkeit des Modells ist daher mit Vorsicht zu betrachten.

Lawrence (1998) prüfte mit Hilfe der Pfadanalyse Irwins psychodynamisches Funktionsmodell und konnte keine ausreichende Passung zu den eigenen Ergebnissen finden. Die direkte Verknüpfung zwischen Fantasietätigkeit und paranormalem Überzeugungssystem ließ sich nur ungenügend bestätigen. Er schlägt deshalb eine Modifikation der vermuteten Kausalrichtung vor. Die paranormale Erfahrung ist nach Lawrence als Konsequenz der Fantasieneigung zu interpretieren und die paranormale Überzeugung als Konsequenz der paranormalen Erfahrung anzusehen. Das pfadanalytische Vorgehen konnte zudem aufzeigen, dass die Einführung des direkten Beeinflussungspfades zwischen Traumaerfahrung in der Kindheit und „paranormalen“ Erfahrungen eine deutlich bessere Modellanpassung ermöglicht, als der indirekte Weg über die kindliche Fantasietätigkeit allein.

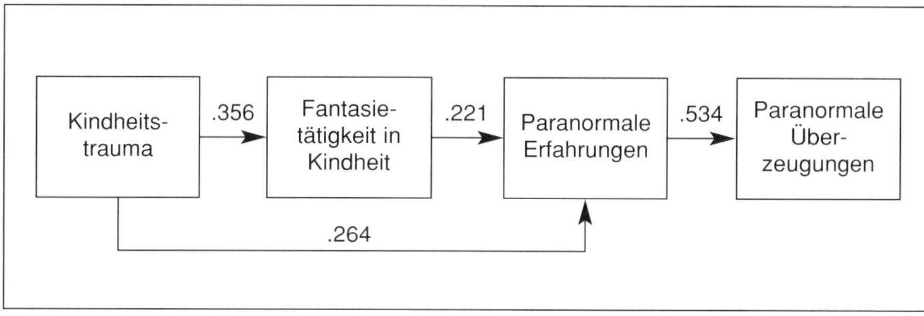

Abbildung 4:
Das pfadanalytische Modell der Ursachen paranormaler Überzeugung und Erfahrung (nach Lawrence, 1998)

2.3 Konsistenztheoretische Überlegungen

Im konsistenztheoretischen Modell des psychischen Funktionierens nach Grawe (1998) erlebt ein Mensch dann Konsistenz, wenn mehrere gleichzeitig aktivierte Grundbedürfnisse miteinander übereinstimmen, und wenn die Person ihre Ziele tatsächlich erreichen kann. Wenn die Person hingegen einen Konflikt zwischen unterschiedlichen Grundbedürfnissen in sich trägt, spricht Grawe von „Diskordanz“. Wenn die Person ihre Ziele nicht erreichen kann, spricht er von „Inkongruenz“.

Integriert man diese Ergebnisse in die o. g. Modellvorstellungen zur Entwicklung paranormaler Überzeugungen und AgE ist folgender Weg des Entstehens einer Bereitschaft für AgE und der Entwicklung eines paranormalen Überzeugungssystems denkbar (Belz-Merk, 2002):

Inkonsistenzspannung häufig infolge von Traumata in der Lebensgeschichte und subjektiv unkontrollierbaren Lebensbedingungen

Ein Individuum macht eine irritierende Erfahrung, die möglicherweise traumatisierenden Charakter hat und nicht in die kognitiv-emotionalen Schemata der Person integriert werden kann. Die resultierende Inkonsistenzspannung (Grawe, 2004), ein innerer Konflikt zwischen verschiedenen Bedürfnissen oder zwischen Bedürfnis und Realität, kann kurzfristig dadurch reduziert werden, dass die Erfahrung zumindest in Teilen aus dem bewussten Erleben abgespalten wird, d. h. die Konsistenz wird auf Kosten einer Dissoziation im psychischen Geschehen hergestellt. Im psychischen Geschehen des Individuums entsteht so ein neues Ordnungsmuster „AgE“, ein Attraktor, der die bestehende Inkonsistenz kurzfristig behebt. Dies

AgE übernehmen Funktion eines Attraktors im psychischen Geschehen

könnten wiederkehrende AgE bzw. das vermehrte Nutzen eines paranormalen Erklärungsmodells für unterschiedlichste Erfahrungen fördern. Unter einem Attraktor wird ein für ein System „attraktiver" dynamischer Zustand, im Sinne eines über die Zeit relativ stabilen Verhaltensmusters verstanden. Ein immer größerer Teil der gesamten psychischen Aktivität kann so von dem Attraktor „außergewöhnliche Erfahrung" versklavt werden. Ein Attraktor kann sich von seinen Entstehungsbedingungen lösen und funktional autonom werden. Die entstehende Konsistenz ermöglicht zumindest vorübergehend eine Befriedigung grundlegender Bedürfnisse wie Kontrolle, Verstehen und Selbstwerterhöhung. Langfristig entstehen häufig neue Inkonsistenzen im psychischen Geschehen, da die durch Dissoziation erreichte Konsistenz meist relativ nebenwirkungsreich ist (z. B. hilflose oder paranoide Verarbeitungsstrategien).

Abbildung 5 illustriert die integrierte Modellvorstellung.

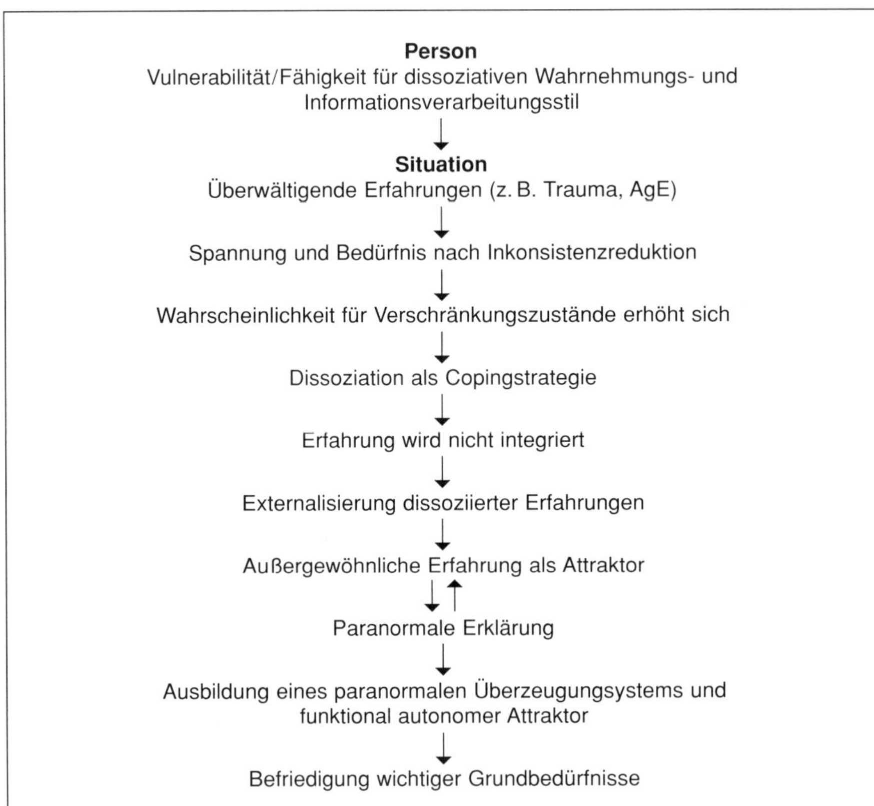

Abbildung 5:
Erweitertes Konzept zum Verständnis einer AgE unter Berücksichtigung konsistenztheoretischer Vorstellungen (Belz-Merk, 2002; Toelle, 2003)

Auch wenn die referierten empirischen Daten das vorgestellte Konzept möglich und plausibel erscheinen lassen, kann nicht davon ausgegangen werden, dass damit alle Phänomen- und Erfahrungsberichte erklärt werden können. Dazu sind die außergewöhnlichen Erfahrungen und die Menschen, die sie berichten, zu heterogen.

2.4 Typologie von Ratsuchenden mit AgE

Der umfangreiche Datensatz von AgE-Ratsuchenden, der inzwischen am Institut für Grenzgebiete der Psychologie und Psychohygiene (IGPP) vorliegt, erlaubt auch genauere Analysen zum Zusammenhang zwischen Phänomenen und Personenmerkmalen. So konnte untersucht werden, inwieweit sich bestimmte AgE-Formenkreise (vgl. Kapitel 1.3) auch bestimmten Typen von AgE-Ratsuchenden zuordnen lassen. Nur etwa 50 % der untersuchten Fälle lassen sich ausschließlich einem Formenkreis zuordnen. Die andere Hälfte der Ratsuchenden berichtet über AgE, an denen zwei oder mehr Formenkreise beteiligt sind. Mit Hilfe einer Clusteranalyse (Ward-Verfahren) auf Basis der sechs Formenkreise (vgl. Abb. 3) wurde eine bereinigte Stichprobe (N = 1.444) in neun AgE-spezifische Cluster aufgeschlüsselt. Sechs der gefundenen Cluster zeichnen sich dadurch aus, dass die zugeordneten Personen einen einzelnen AgE-Formenkreis gemeinsam haben. In der Reihenfolge der Häufigkeit lassen sich die folgenden Typen benennen:

AgE-Ratsuchende lassen sich in neun Typen unterteilen

1. Spuktyp (21 %),
2. ASW (Außersinnliche Wahrnehmung)-Typ (16 %),
3. Externaler Präsenztyp (14 %),
4. Internaler Präsenztyp (12 %),
5. Fügungstyp (8 %) und
6. Medialer Typ (7 %).

Am häufigsten ist der Spuktyp mit rein externalen Phänomenen

Darüber hinaus gibt es drei Mischtypen, die durch das Auftreten von jeweils zwei Formenkreisen charakterisiert sind:

7. Internaler ASW-Typ (Internale Präsenz und ASW, 9 %),
8. Spuk-ASW-Typ, (Spuk und ASW, 7 %) und
9. Internaler Spuktyp (Internale Präsenz und Spuk, 6 %).

Vier der neun Cluster (Fügungs-, Medialer, Externaler Präsenz- und Internaler ASW-Typ) enthalten zwar kleinere Subgruppen von Klienten und Klientinnen mit zusätzlichen Phänomenen anderer Formenkreise, insgesamt bietet die Aufteilung jedoch eine gute Heuristik (Belz-Merk, 2002; Fach, 2006; Belz & Fach, in Druck).

Die Kliententypen unterscheiden sich hinsichtlich verschiedener soziodemografischer Faktoren wie auch im Ausmaß ihrer Belastetheit und der

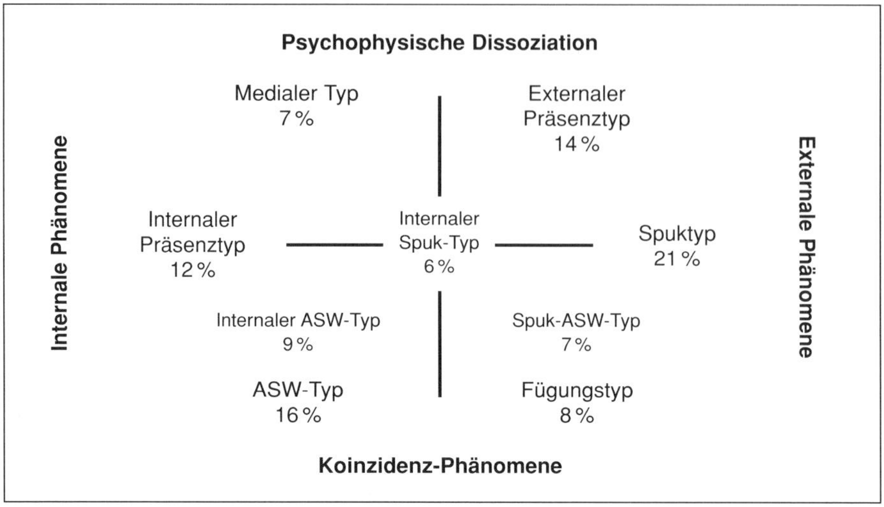

Abbildung 6:
AgE-Kliententypen im Realitätsmodell:
Ergebnis einer Clusteranalyse mit N = 1.444 Fällen

Kliententypen unterscheiden sich in ihrer Psychodynamik

psychischen Auffälligkeit deutlich. Zusammengefasst sprechen die Ergebnisse für eine besonders hohe Belastung und psychische Auffälligkeit bei Klienten und Klientinnen mit internalen Phänomenen (Internaler Präsenz- und Internaler Spuktyp). Eine Ausnahme ist der Internale-ASW-Typ, der ebenso wie der Mediale Typ sozial und beruflich besser integriert und vergleichsweise eher unauffällig ist. Und das, obwohl bei diesen beiden Typen wie beim Internalen Präsenz- und beim Internalen Spuktyp überdurchschnittlich viele Erfahrungen mit psychiatrischer Behandlung vorliegen.

Die verschiedenen AgE-Typen unterscheiden sich zusätzlich in ihrem interpersonalen Verhalten und ihrem Konfliktverhalten (Fach & Atmanspacher, 2006). Tabelle 6 zeigt die Unterschiede exemplarisch für den Spuktyp und den internalen Präsenztyp im Überblick.

Ratsuchende mit internalen Phänomenen sind am stärksten belastet und häufiger psychisch auffällig

AgE-Ratsuchende, die die Phänomene vor allem in der Außenwelt wahrnehmen, leben eher in Familiensystemen, die sich durch starke Bindungen innerhalb der Familie auszeichnen, in denen Konflikte zudem kaum offen ausgetragen und Emotionen eher kontrolliert werden. Diejenigen, die dem internalen Typ zugeordnet werden können, sind trotz besserer Ausbildung häufiger sowohl beruflich wie sozial weniger integriert. Sie sind insgesamt stärker belastet und eher in offene Konflikte mit ihrer Umwelt verstrickt. Darüber hinaus berichten sie häufiger von Psychiatrie- und Psychotherapieerfahrungen und werden eher als psychisch auffällig eingeschätzt (Belz-Merk & Fach, 2005).

Tabelle 6:
Vergleich einiger Merkmale von Menschen mit Spukerfahrungen bzw. internalen Präsenzerfahrungen (Fach & Atmanspacher 2006; Fach, 2007)

	Spuktyp	Internaler Präsenztyp
Soziale Situation	– Familie – Bindung – Verdeckte Konflikte	– Alleinstehend – Isolation – offene Konflikte
Merkmale der AgE	– external – physikalisch – objektiv – Erstmaligkeit – Exlusivität – diffuse Bedrohung – nonpersonal	– internal – psychosomatisch – subjektiv – Bestätigung – Permanenz – konkrete Bedrohung – personal
Soziales Verhalten	– angepasst – Beziehungen bestätigen	– unangepasst – Beziehungen in Frage stellen
Konfliktverhalten	– vermeiden – verdrängen	– provozieren – projizieren

2.5 Ein Beispiel aus der Beratungspraxis

Das folgende Beispiel aus der Beratungspraxis verdeutlicht, wie bei einer Person mit einer entsprechenden Disposition und Biografie, in einer labilen Lebenssituation subjektiv paranormale Erfahrungen auftreten können.

Fallbeispiel: „Alphazustände“
Herr B., ein 37 Jahre alter ehemals erfolgreicher Art Director einer Werbeagentur, der seinen Job gekündigt hat, um ganz als freischaffender Künstler tätig zu sein, kommt zur AgE-Beratung nach Teilnahme an einem „Workshop zum Mentaltraining“. Die dort gemachten Erfahrungen und die aktuellen Nachwirkungen kann er mit seinem bisherigen Selbst- und Weltbild nicht mehr in Einklang bringen. Er sei während des Workshops wiederholt in einen veränderten Bewusstseinszustand mit sehr intensiven außergewöhnlichen Erfahrungen gekommen. Wieder zu Hause hätten sich diese ursprünglich als positiv erlebten „Alpha-Zustände“ immer mehr verselbstständigt und würden sich jetzt immer häufiger ohne sein Zutun einstellen. Seine Leistungsfähigkeit sei erheblich beeinträchtigt und sein geplantes Leben als freier Künstler in Frage

gestellt. Er kommt mit dem Anliegen nach Information über die Techniken und Wirkweise des Mentaltrainings, um seine Reaktionen besser verstehen und wieder unter Kontrolle bringen zu können. Im Beratungsgespräch erzählt Herr B. dann u. a., dass er bei einer von ihm als außergewöhnlich unkonventionell und rebellisch beschriebenen Mutter aufgewachsen sei, die ihm immer vermittelt habe, dass er etwas Besonderes sei und für ihn – nicht zuletzt aufgrund seiner künstlerischen Begabung – auch besondere Regeln und Rechte gelten (z. B. Schuleschwänzen, Haschischkonsum). Schon früh scheint er gelernt zu haben, sich vor allem durch Unkonventionalität Zuwendung und Aufmerksamkeit zu verschaffen. Später berichtet Herr B. dann, dass seine Lebensgefährtin, die wirtschaftlich von ihm abhängig ist, ungeplant schwanger geworden sei. Durch die anstehenden existenziellen Fragen werden von Herrn B. so zum ersten Mal nicht nur kreativ rebellische Fähigkeiten verlangt, sondern Verantwortungsübernahme durch Beständigkeit und Verlässlichkeit erwartet.

Herr B. wendet sich an das IGPP mit der Frage, ob ihm in seiner Situation evtl. eine Reise nach Peru helfen könne. Diese sei ihm von seinem Mentaltrainer empfohlen worden, um wieder ins Lot zu kommen. Er könne dort bei einem Indianerstamm an einem schamanistischen Ritual teilnehmen. Davon erhoffe er sich eine Besserung seines Zustands. Gleichzeitig sei er unsicher, ob ihm dies wirklich weiterhelfe oder derartige Praktiken seinen Zustand evtl. nur verschlimmerten.

Fallanalyse: Der für Herrn B. sehr stark identitätsbildende und selbstwertstärkende Plan „verhalte dich unkonventionell“ ist durch die neue Lebenssituation massiv bedroht. Als Reaktion entstehen starke Ängste, die möglicherweise im Rahmen des Workshops zum Mentaltraining aufgrund der zunehmenden Inkonsistenz im psychischen Geschehen weiter aktiviert und bewusst werden und sich sozusagen selbstständig gemacht haben. Eine genaue Analyse der als autonom auftretend erlebten Alphazustände zeigt, dass es klare situative Auslöser gibt, nämlich vor allem das Zusammensein mit der Partnerin in vermeintlich entspannter Atmosphäre zu Hause, während die Zustände nicht auftreten, sobald er in künstlerischen Aktivitäten aufgeht. Einen Bezug zu seiner Lebenssituation, die eine erhöhte Inkonsistenzspannung mit sich bringt, stellt der Ratsuchende ersteinmal nicht her, sondern externalisiert die Ängste und die damit verbundenen physiologischen Reaktionen, indem er sie als AgE einordnet, die mit seiner persönlichen Geschichte und Situation nichts direkt zu tun haben. Der Workshop-Leiter und dessen „verantwortungsloser Einsatz von Psychotechniken“ seien dafür verantwortlich. Auf diese Weise kommt es erst einmal zu einer Inkonsistenzreduktion, die aber nicht nachhaltig ist, da die aktuellen Probleme weiterhin vorhanden und ungeklärt sind. Erst im Laufe von mehreren Beratungsgesprächen wird Herrn B. deutlich, dass die existenziellen Fragen, mit denen er momentan konfrontiert ist, Anlass genug sein können, sich Sorgen zu machen und Zukunftsängste zu entwickeln. Durch die im Workshop eingesetzten Techniken sind ihm diese nur bewusst geworden. Aufgrund seiner Lebensgeschichte kann bei Herrn B. zudem davon ausgegangen werden, dass dissoziative Verarbeitungsstrategien schon früh gelernt wurden (Förderung der Fantasietätigkeit und Absorptionsneigung durch kreative Betätigung und Haschischkonsum), die jetzt bei der Konfrontation mit der beunruhigenden und unerklärlichen Erfahrung von „Alphazuständen" ebenfalls aktiviert und genutzt werden. Eine paranormale Erklärung für die Erfahrung wirkt dabei einerseits stabilisierend, indem sie den Selbstwert reguliert (Bestätigung der Besonderheit) und Kontrolle ermöglicht (Ängste lassen sich als induziert durch Psychotechnik erklären und können externalisiert werden), andererseits werden durch die AgE, denen eine paranormale Verursachung zugeschrieben wird und die zu einer zunehmenden Destabilisierung führen, der Plan ein unkonventionelles Leben zu führen, massiv bedroht. Die notwendige Klärung beruflicher Probleme und in der Partnerschaft werden nicht angepackt. Gleichzeitig legitimieren die mit den AgE auftretenden Ängste auch die mit der Familiengründung notwendigerweise einhergehende „Verspießerung" und Aufgabe des bislang exzessiven Lebensstils und ermöglichen so die Befriedigung des Bedürfnisses nach Bindung und Zugehörigkeit ohne Gesichtsverlust. Dieser Plankonflikt zwischen dem Wunsch nach Bindung, der sich durch die Familiengründung realisieren lässt, und dem Wunsch den Selbstwert zu stabilisieren, den Herr B. bislang vor allem durch einen unkonventionellen Lebensstil erfüllen konnte, führen zu deutlichen Inkonsistenzen im psychischen Geschehen. Herr B. sucht Beratung und Hilfe, als seine bislang eingesetzten Strategien zur Inkonsistenzreduktion – Flucht in die Arbeit und Selbstberuhigung durch Antizipieren möglicher Erfolge – nicht mehr greifen. Die von seinem Mentaltrainer zur Problemlösung und Weiterentwicklung empfohlene Reise zu einem Schamanen nach Peru erscheint ihm verlockend, da sie einerseits sein Bedürfnis nach Exzentrik und Außergewöhnlichkeit stützt, andererseits eine weitere Fluchtmöglichkeit aus den anstehenden Verpflichtungen verspricht. Gleichzeitig befürchtet er hierdurch eine weitere Destabilisierung seines Zustandes. Der Wunsch nach einer wissenschaftlich fundierten Einschätzung seiner Erfahrungen und der damit verbundenen Risiken und Möglichkeiten bringen ihn schließlich in die Beratung.

3 Diagnostik und Indikation

Im Folgenden werden Verfahren zur Erfassung von AgE, ein Dokumentationssystem zu AgE sowie Leitfragen zur Exploration bei AgE dargestellt.

3.1 Fragebogen zu AgE

3.1.1 Der Freiburger Fragebogen zu Außergewöhnlichen Erfahrungen (FFAE)

AgE treten oft im Kontext veränderter Bewusstseinszustände auf

Der von Kohls (2004) entwickelte Freiburger Fragebogen zu Außergewöhnlichen Erfahrungen (FFAE) erfasst die Häufigkeit von AgE und deren subjektive Bewertung. Der Fragebogen ist faktorenanalytisch und itemmetrisch begründet. Die 57 Erfahrungsitems der AgE-Skala lassen sich bei einer totalen Varianzaufklärung von 48 % klar vier Faktoren zuordnen. Sie beschreiben spirituelle Erfahrungen (z. B. „ich bin mit allem in Berührung"), Erfahrungen der Ich-Auflösung (z. B. „mein Weltbild zerbröckelt"), psychosenahe Erfahrungen (z. B. „fremde Mächte steuern mich") und visionäre bzw. Traumerfahrungen (z. B. „in Träumen nehme ich reale Erlebnisse vorweg"). Die Retestreliabilität beträgt nach sechs Monaten je nach Faktor 0.66 bis 0.89. Differenzielle Korrelationen der Skalen mit anderen Fragebogen und Strukturgleichungsmodelle bestätigen die Annahme, dass spirituelle Erfahrungen (eher positive Valenz/Einheitscharakter) und psychosenahe Erfahrungen (eher negative Valenz/dissoziativer Charakter) unterschiedliche Qualität haben und auch mit Hilfe von Fragebogeninstrumenten phänomenologisch getrennt werden konnten. Der Fragebogen eignet sich vorerst vor allem zum Einsatz im Forschungskontext.

3.1.2 Skalen zur Erfassung paranormaler Überzeugungen

Sheep-goat-Skalen erfassen Einstellungen zu paranormalen Phänomenen

Die am häufigsten verwendeten Messinstrumente zur Erfassung paranormaler Überzeugungen sind sogenannte „Sheep-goat"-Skalen. Damit sind Skalen gemeint, die zwischen „Psi-Gläubigen" (Schafe) und Skeptikern bzw. Ungläubigen (Böcke bzw. Ziegen) unterscheiden und nach der Einstellung zu paranormalen Phänomenen fragen (Thalbourne & Delin, 1993). Davon zu unterscheiden sind die Skalen, die von einem wesentlich breiteren Verständnis von Paranormalität ausgehen und auch den Glauben an außergewöhnliche Lebensformen und abergläubische Vorstellungen erfassen. Die gebräuchlichsten sind die „Paranormal Belief Scale" (PBS), (Tobacyk & Milford, 1983) und das „Anomalous Experience Inventory" (AEI) (Gallagher,

Kumar & Pekala, 1994). Anzahl, Validität und Orthogonalität der Faktoren in diesen Skalen sind ein ungelöstes Dauerthema.

Faktorenanalytische Studien (Haraldsson & Houtkooper, 1996; Johnston, De Groot & Spanos, 1995) haben gezeigt, dass es sinnvoll ist, zwischen zwei Kategorien von Überzeugungen zu differenzieren, da Befragte in der Regel zwischen dem Glauben an übernatürliche Phänomene und paranormale Phänomene wie z. B. Außersinnliche Wahrnehmung unterscheiden.

Paranormale Überzeugungen und der Glaube an Übernatürliches sind zwei unterschiedliche Faktoren

Die Skala zur Erfassung Paranormaler Überzeugungen (SEPÜ) wurde von Schriever (1998) für den deutschen Sprachraum entwickelt. Sie enthält 45 Fragen, die den Subskalen Psychokinese, Telepathie und Hellsehen, Präkognition, Hexerei und Magie, Aberglaube, Spiritismus, außergewöhnliche Lebensformen, Astrologie und Traditionelle religiöse Überzeugungen zugeordnet werden können. Da die Fragen an die PBS angelehnt sind, gibt es auch Übereinstimmungen zwischen den Skalen der PBS und der SEPÜ.

3.1.3 Fragebogen zur Erfassung der Phänomenologie Außergewöhnlicher Erfahrungen (PAGE)

Derzeit ist am IGPP ein Fragebogen in der Entwicklung, der die Phänomenologie Außergewöhnlicher Erfahrungen detailliert erfasst. Die Konstruktion des Fragebogens orientiert sich an den empirisch gefundenen internalen, externalen und körperbezogenen Wahrnehmungen, die sich bei AgE-Betroffenen finden (vgl. Kapitel 1.3). Erfasst werden ferner der Bewusstseinszustand, der Auftretenskontext der Phänomene und die subjektive Erklärung und Bewertung der Erfahrungen.

Der PAGE erfasst die Phänomenologie von AgE

3.2 Das Dokumentationssystem zu AgE

Inzwischen ist in weiten Bereichen der psychosozialen wie medizinischen Versorgung die Dokumentation der Daten von Patienten und Patientinnen etabliert. Dies entspricht sowohl den Anforderungen, die Qualitätssicherungs- und Qualitätsmanagementmaßnahmen stellen, als auch den Erfordernissen guter klinischer Praxis. In Abstimmung mit aktuell gültigen Standards für Basisdokumentationen (Fydrich, Laireiter & Saile, 1996) wurde 1998 (Belz-Merk, 2002; Fach, 2006) ein für Ratsuchende mit AgE spezifisches Dokumentationssystem entwickelt und verbindlich für die Beratung am Institut für Grenzgebiete der Psychologie und Psychohygiene (IGPP) in Freiburg eingeführt. Es enthält verschiedene Module, mit denen neben dem Beratungsverlauf, Fragen zur Person, wie z. B. soziodemografische Daten, eine Einschätzung der psychischen Auffälligkeit der Ratsuchenden

AgE-Dokusystem ermöglicht detaillierte Klassifizierung der AgE und ihres Auftretenskontextes

sowie aktuelle körperliche, psychische und soziale Belastungsfaktoren, Erfahrungen mit psychiatrischer oder psychotherapeutischer Behandlung sowie aktuelle medizinische Behandlungen und Medikation erhoben werden können. Dies entspricht in weiten Teilen den Inhalten auch den in anderen klinischen Einrichtungen gebräuchlichen Dokumentationssystemen. Die AgE bzw. die dabei auftretenden internalen und externalen Wahrnehmungen (vgl. Kapitel 1.3) sowie Angaben zu den Umständen ihres Auftretens werden auf einem zusätzlichen Bogen des Dokumentationssystems erfasst. Außerdem werden damit die subjektiven Vorstellungen über AgE, über deren Verlauf und die Valenz der Erfahrungen dokumentiert.

Kriterienbezogene klinische Ratings ermöglichen Einschätzung der psychischen Auffälligkeit bei Telefon- und E-Mail-Kontakten

Aufgrund des hohen Anteils an Telefon- und E-Mail-Beratung können die gebräuchlichen klinisch-psychologischen Diagnoseverfahren in der Beratungsabteilung des IGPP kaum routinemäßig eingesetzt werden. Hinzu kommt, dass Menschen mit AgE mit einem anderen Selbstverständnis als reguläre Psychotherapiepatienten und -patientinnen Rat und Hilfe suchen und daher auch nicht die gleiche Bereitschaft für eine klinisch-psychologische Diagnostik mitbringen. Berater und Beraterinnen explorieren stattdessen anhand vorgegebener Kategorien und dazugehöriger Ankerbeispiele Symptome und Belastungsfaktoren der Ratsuchenden und schließen so im Sinne einer klinischen Urteilsbildung auf deren psychische Auffälligkeit. Folgende Variablen werden zur Beurteilung der psychischen Auffälligkeit bei AgE herangezogen

- Symptomatik,
- Interpersonelles Verhalten,
- Umgang mit Belastung/Bewältigungsverhalten und
- Umgang mit den AgE.

Dabei wird zwischen dem im Kontakt mit den Beratern *beobachteten* Verhalten und dem durch die Ratsuchenden *berichteten* Verhalten unterschieden. Die Einstufung in den verschiedenen Variablenbereichen kann mit Hilfe einer Handanweisung ausreichend zuverlässig vorgenommen werden. Nach mehreren Revisionen des Instruments hat die Beurteilerübereinstimmung der Berater und Beraterinnen des IGPP zufriedenstellende Werte erreicht. Es kann im klinischen Alltag ergänzend zu anderen Instrumenten zur Einschätzung der psychischen Auffälligkeit genutzt werden. Bei der Verwendung an anderen Einrichtungen muss die Beurteilerübereinstimmung selbstverständlich neu etabliert werden (Wirtz & Caspar, 2002).

3.3 Leitfragen zur Exploration

Wie die aktuellen Modellvorstellungen zu AgE und paranormalen Überzeugungen verdeutlichen, spielen in der Entstehung und Aufrechterhaltung außergewöhnlicher Wahrnehmungen und deren Einordnung als bedeutungsvolle, außergewöhnliche Phänomene und Anomalien mehrere Aspekte eine Rolle. Diese betreffen das Phänomen selbst, ferner das verwendete Erklärungsmodell sowie Charakteristika der Person, die die Erfahrung macht und berichtet.

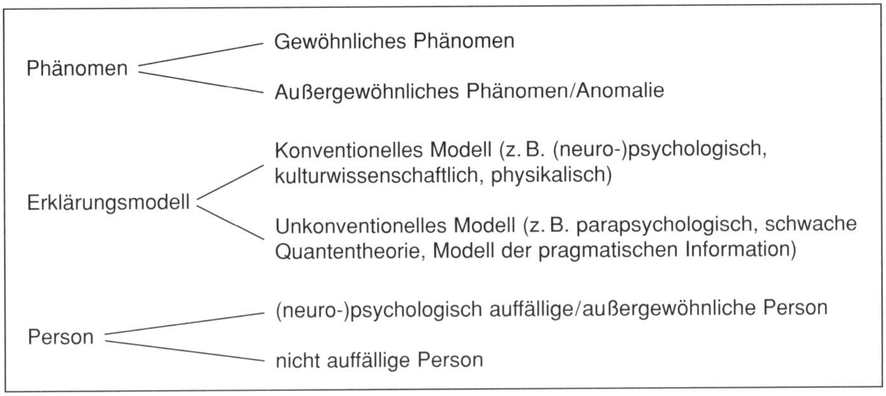

Abbildung 7:
Aspekte der Intervention bei AgE

Mithilfe der im folgenden Abschnitt vorgestellten Leitfragen können diese zentralen Aspekte umfassend erhoben werden, um sie dann in einer individuellen Fallkonzeption zu verdichten (vgl. auch die Karte „Fragen zur Exploration“ im Anhang des Buches). Eine Fallkonzeption enthält deskriptive und präskriptive Informationen (Eells, 2001). Die deskriptive Komponente beinhaltet die zentralen „Fakten“ und Probleme einer Person, entspricht also den o. g. Aspekten von Person, Phänomen und Erklärungsmodell. Unter Einbezug der Ergebnisse der Plananalyse werden daraus dann präskriptive Empfehlungen für die Behandlungsplanung abgeleitet.

Tabelle 7:
Weiterführende Fragen zur Einordnung von AgE

Phänomen- und kontext-orientierte Fragen	*Häufigkeit und Stabilität:* Handelt es sich um ein Einzelereignis oder werden Phänomene ständig evtl. mit zunehmender Häufigkeit beobachtet?
	Induzierung: Wodurch und wann wurden die Phänomene zum ersten Mal wahrgenommen und wie ist der weitere Verlauf?
	Valenz: Werden die Phänomene positiv, negativ oder neutral erlebt?
	Bewusstseinszustand: In welchem Bewusstseinszustand befand sich die Person während die Phänomene wahrgenommen wurden?
	Drogenkonsum: Spielen Drogen bzw. psychoaktive Substanzen beim Auftreten der Phänomene eine Rolle?

Tabelle 7 (Fortsetzung):
Weiterführende Fragen zur Einordnung von AgE

Fragen zum Erklärungs-modell	*Subjektive Vorstellungen:* Wie erklärt sich der/die Betroffene die Phänomene?
	Konsequenzen: Welche Konsequenzen hat das Erklärungsmodell für die Lebenssituation und -geschichte der Betroffenen?
	Angemessenheit und Adaptivität: Wie gut eignet sich das Erklärungsmodell zum Verstehen der Phänomene?
	Fixierung: Wie flexibel oder rigide sind die subjektiven Vorstellungen?
	Selbstklärung: Welche Erklärungsmodelle für die Phänomene habe ich als Berater bzw. Therapeutin im Kopf?
Person-orientierte Fragen	*(Sub-)kultur:* Wie ist der kulturelle Hintergrund der Person, die die AgE berichtet und welche Weltanschauung herrscht dort vor?
	Funktionalität/Instrumentalität: Welchem Zweck dienen die AgE interpersonal oder intrapsychisch?
	Inkonsistenz: Gibt es aktuell und/oder in der Lebensgeschichte Erfahrungen, die mit Verletzungen der Grundbedürfnisse einhergehen?
	Emotionsregulation: Wie wird mit negativen, belastenden Emotionen umgegangen?
	Neuro(psycho-)logische Vorgänge: Gibt es neurologische Beeinträchtigungen mit AgE-förderlichen Wahrnehmungs- und Informationsverarbeitungsstilen?
	Beeinträchtigung: Führen die AgE zu Einschränkungen im interpersonalen bzw. Leistungsbereich?

Im Folgenden werden die Fragen aus Tabelle 7 näher erläutert:

3.3.1 Phänomenorientierte Fragen

Einzelne sinnhaft erlebte AgE können in der Regel gut integriert werden

Häufigkeit und Stabilität: AgE können ein einmaliges, sehr prägnantes Erlebnis sein, das einen besonderen Stellenwert im Leben der Betroffenen erhält. AgE können sich in einer bestimmten evtl. instabilen Lebensphase ereignen und auf ein einmaliges oder einige wenige Ereignisse beschränkt bleiben. Diese werden meist gut integriert und sind für die Betroffenen oft von besonderer Sinnhaftigkeit. In einzelnen Fällen sind die Erfahrungen aber so unerwartet, dass sie nicht in bestehende kognitiv-emotionale Schemata, und bislang gültige Selbst- und Weltbilder integriert werden können. AgE treten teilweise auch inflationär auf und entwickeln – ausgehend von einem besonders eindrücklich wahrgenommenen Einzelerlebnis – eine

Eigendynamik, in der immer mehr AgE berichtet werden. Dies kann soweit gehen, dass selbst Alltagserfahrungen eine Außergewöhnlichkeit zugeschrieben bekommen. Dies kann beispielsweise dann der Fall sein, wenn Praktiken – wie z. B. Gläserrücken – ausgeübt werden, die dissoziative Prozesse und veränderte Bewusstseinszustände fördern, die sich dann verselbstständigen und außer Kontrolle geraten.

Selbstinduzierte AgE sind deutlich seltener Gegenstand von Beratung und Therapie, fremdinduziert erlebte häufiger problematisch

Induzierung: Der überwiegende Teil der AgE tritt spontan auf, während ein kleinerer Teil der AgE bewusst selbst induziert oder durch andere Personen angestoßen wird (vgl. Kapitel 1.3.1). Träume, Ahnungen, Erscheinungen und Spukerfahrungen kommen meist völlig unerwartet und überraschend. Sie entziehen sich damit der Kontrolle des Einzelnen und können so Gefühle von Hilflosigkeit und Überwältigtsein auslösen. Insbesondere dann, wenn die Inhalte der Erfahrungen belastend sind, wie z. B. das Vorausträumen eines Unglücks, das sich dann tatsächlich ereignet. Derartige Erlebnisse werfen bei den Betroffenen Fragen von Schuld und Verantwortung auf, die zu klären sind. Die bewusste und absichtsvolle Induzierung von AgE kann im Rahmen von Okkultpraktiken, Meditation oder Fasten erreicht werden. Hierbei kann es zu dissoziativen Zuständen kommen, die sich verselbstständigen können und als nicht mehr kontrollierbar erlebt werden. Ferner werden AgE nach dem Besuch eines Heilers, Hellsehers oder Wahrsagers beschrieben, häufig mit einem typischen Verlauf, bei dem anfänglich positive Erfahrungen plötzlich ins Negative kippen, als belastend und unkontrollierbar erlebt werden und Beeinflussungsgefühle auslösen, die teilweise mit unangenehmen somatischen Sensationen verknüpft sind.

Spirituelle und psychosenahe Erfahrungen unterscheiden sich in ihrer Valenz

Valenz: Bestimmte Erfahrungen wie z. B. luzide oder präkognitive Träume mit positivem Inhalt werden in der Regel als angenehm erlebt und bewertet, während Erfahrungen, die mit unkontrollierbaren dissoziativen Zuständen einhergehen, in der Regel eine sehr negative Valenz haben. Die Valenz wird dabei nicht durch die bloße Phänomenologie und die Wahrnehmung des Außergewöhnlichen bestimmt, sondern hängt vor allem davon ab, ob die Erfahrungen in die vorhandenen kognitiv-emotionalen Schemata passen oder nicht. Dissoziative Zustände wie Derealisations- und Depersonalisationserfahrungen, die bei AgE auftreten können, werden sehr unterschiedlich bewertet. Dieselbe Erfahrung wird einmal als bereicherndes mystisches Erlebnis oder ein anderes Mal als ängstigender Kontrollverlust interpretiert. Aus verschiedenen Studien (Cardeña, Lynn & Krippner, 2000; Kohls, 2004) wissen wir, dass AgE besser verarbeitet, positiv bewertet und integriert werden, wenn die Betroffenen ein Weltbild haben, in dem AgE grundsätzlich als normale menschliche Erfahrung gesehen werden oder sogar eine sinnstiftende Bedeutung erhalten und z. B. als spirituelle Erfahrung gedeutet werden.

Bewusstseinszustand: Viele AgE werden in veränderten Bewusstseinszuständen berichtet. Dazu gehören außerkörperliche Erfahrungen, aber auch

AgE sind nicht als Störvariable zu behandeln, sondern zentral für das Verständnis der Problematik

hypnagoge und hypnapompe Zustände, die vor allen Dingen bei Schlafparalysen eine Rolle spielen. Damit sind Bewusstseinszustände im Übergang vom Schlafen zum Wachen und umgekehrt gemeint, bei denen die Person sich als wach aber bewegungsunfähig erlebt. Ferner treten veränderte Bewusstseinszustände bei Automatismen, mediumistischen und mystischen Erfahrungen auf. Sie können durch bewusstseinsverändernde Techniken wie Meditation, Hypnose, Hyperventilation oder die Einnahme psychotroper Substanzen hervorgerufen werden (Dittrich, 1996). Die bei Menschen mit paranormalen Überzeugungen und AgE häufig beobachtete Dissoziationsfähigkeit und der für sie typische Wahrnehmungs- und Informationsverarbeitungsstil fördern derartige Zustände.

Nahtod-Erlebnisse (NTE; Erfahrungen meist in Todesnähe mit anschließender Wiederbelebung) und außerkörperliche Erfahrungen (AKE; der subjektive Eindruck, das Bewusstsein befinde sich zeitweilig außerhalb des Körpers) werden von vielen ohne Berücksichtigung alternativer Erklärungsmöglichkeiten als Beweis für die Reinkarnationshypothese gedeutet. Da derartige Erfahrungen selbst bei Gesunden die bisherige Wertorientierung und den ganzen Lebensweg in Frage stellen können, ist dieser Punkt in jedem Fall zu explorieren.

Drogenkonsum: Durch den Einsatz von Drogen und Halluzinogenen kann es zu veränderten Bewusstseinszuständen kommen, in denen bevorzugt AgE auftreten können. Der Konsum entsprechender Substanzen kann dabei bewusst – im Sinne einer bewusstseinserweiternden Praktik – gesucht werden. AgE können auch als unbeabsichtigte Nebenwirkung auftreten. Für die Verarbeitung drogeninduzierter AgE spielen Kontrollierbarkeit und Valenz eine wichtige Rolle.

3.3.2 Fragen zum Erklärungsmodell

Subjektive Theorien haben häufig magische, spiritistische oder paranoide Elemente

Subjektive Vorstellungen: Kontrolle und Verstehen gehören zu den menschlichen Grundbedürfnissen (Grawe, 1998). Menschen, die subjektiv Außergewöhnliches erleben, suchen daher nach Erklärungen, die dieses Grundbedürfnis befriedigen und in der Lage sind, eventuell entstandene Inkonsistenzen zu reduzieren (Kennedy, 2006). Viele Ratsuchende haben bereits vage Vorstellungen, mit denen sie ihre Erfahrungen zu erklären versuchen, andere verfügen über sehr elaborierte und teils fixierte Vorstellungen, die mitunter paranoide Züge annehmen können und dann auch kaum mehr hinterfragt werden dürfen. Nach wie vor sehr verbreitet sind magische Vorstellungen (z. B. Voodoo, schwarze und weiße Magie) und spiritistische Konzepte (z. B. die Geisterhypothese, Kontakt mit Wesen aus dem Jenseits). Relativ verbreitet sind auch Vorstellungen, die von mehr oder weniger gut verstandenen Erkenntnissen der Physik beeinflusst sind. Welche Ideen auf Resonanz stoßen, hängt auch von der motivationalen Lage ab (z. B. wenn nach dem unverarbeiteten Verlust einer zentralen Bezugsperson der Wunsch besteht, mit dem geliebten Menschen weiterhin Kontakt zu halten, ist auch die Bereitschaft erhöht, an die Herstellbarkeit von Jenseitskontakten über ein Medium oder über Okkultpraktiken zu glauben.)

Eine detaillierte Kenntnis der subjektiven Vorstellungen und Erklärungsmodelle, die die Betroffenen über ihre AgE entwickelt haben, ist ein zentraler Teil der Exploration und des gesamten Beratungs- wie Therapieprozesses. Folgende Fragen können helfen, Aufschluss über die subjektiven Vorstellungen von Ratsuchenden zu gewinnen:

Exploration subjektiver Vorstellungen zu AgE

1. Wie erklärt sich der/die Betroffene die AgE?
2. Welche Konsequenzen hat das Erklärungsmodell für die Lebenssituation und -geschichte der Betroffenen?
3. Welche Funktion hat das Erklärungsmodell im psychischen Geschehen der Betroffenen?
4. Wie flexibel oder rigide sind die subjektiven Vorstellungen?
5. Welche Erklärungsmodelle für die AgE habe ich als Berater bzw. Therapeutin im Kopf?

Insbesondere der letztgenannte Punkt sollte in seiner Bedeutung für das Gelingen der Beratung bzw. Therapie nicht unterschätzt werden. Wenn psychosoziale und medizinische Fachleute mit AgE-Betroffenen arbeiten, sollten sie ihre Haltung zu folgenden Aspekten klären und kennen

- psychophysisches Problem/Leib-Seele-Problem,
- eigene AgE,
- eigene Grenzen bei sehr belastenden Themen (z. B. Satanismus, schwarze Magie etc.),
- Weltbild,
- Spiritualität/Religiosität.

AgE werden häufig als Orientierungshilfe verstanden

Konsequenzen: Die Erklärungsmodelle, die AgE-Betroffene nutzen, um ihre Erfahrungen zu verstehen, haben teilweise weitreichende Folgen für die Lebenssituation und -geschichte der Betroffenen. Kennedy und Kanthamani (1995) konnten zeigen, dass Menschen, die AgE berichten und diese als paranormale oder Transzendenzerfahrungen einordnen, daraus auch Schlussfolgerungen für ihre berufliche und persönliche Entwicklung ableiten. Typische Schlussfolgerungen, die gezogen werden, sind die, dass die AgE darauf hinweisen, dass sie eine Mission im Leben zu erfüllen haben, dass sie mit dem, was sie tun, auf dem richtigen Weg sind oder dass sie ihr Leben grundlegend ändern sollten. AgE, die als paranormal oder transzendent eingeordnet werden, haben häufig auch eine Änderung des Weltbildes zur Folge. So glauben viele nach einer AgE, dass diese Erfahrung ihnen gezeigt habe, dass ihr Leben von einer höheren Macht oder einem höheren Wesen geleitet oder bewacht wird. Palmer (1979) fand, dass die häufigsten Auswirkungen von subjektiv paranormalen Erfahrungen Änderungen in der Einstellung zu sich selbst, zum Sinn und zur Bedeutung des Lebens und zur Spiritualität betreffen.

Angemessenheit und Adaptivität: Es ist davon auszugehen, dass zumindest für einen Teil der AgE konventionelle und natürliche Erklärungen für die von Ratsuchenden berichteten außergewöhnlichen Phänomene angemessen sind. Broughton (1991) merkt an, dass trotz der hohen Prävalenzzahlen von AgE in repräsentativen Umfragen nur 10 bis 15 % der Bevölkerung Erfahrungen berichten, die potenziell so außergewöhnlich sind, dass sie unkonventionelle Erklärungsmodelle (z. B. paranormale) rechtfertigen würden. Auch wenn Erfahrungen unerklärlich scheinen, sind sie nicht notwendigerweise unerklärbar. Das methodologische Prinzip der Sparsamkeit, das als „Ockham's Rasiermesser" in die wissenschaftliche Literatur eingegangen ist, ist ein gutes Prinzip zur Beurteilung der Angemessenheit: Werden die nahe liegendsten und einfachsten Erklärungen herangezogen, sind sie tatsächlich erschöpft, bevor weiter gesucht wird?

Erklärungsmodelle sind maladaptiv, wenn sie Auseinandersetzung mit wichtigen Themen blockieren

Zusätzlich zur Angemessenheit der Erklärungmodelle, die Ratsuchende benutzen, um ihre Erfahrungen zu erklären, können diese Modelle adaptiv oder maladaptiv wirken. Adaptiv sind Erklärungsmodelle, die sinnstiftend, integrierend und nebenwirkungsarm sind. Maladaptiv sind Erklärungsmodelle dann, wenn dadurch die Auseinandersetzung mit wichtigen Themen und Problemen unterbleibt (z. B. beschäftigt sich eine „Spukfamilie" mit dem vermeintlichen Geist, der seltsame Geräusche verursacht und Dinge verschwinden lässt, statt mit den bislang vermiedenen Konflikten in der Familie).

Fixierung: Ratsuchende sind unterschiedlich stark festgelegt bzw. offen, wenn es darum geht, ihre bisherigen Erklärungsversuche zu hinterfragen. Der Wunsch von Expertenseite Hilfe und Unterstützung beim Verstehen ihrer AgE zu erhalten, beinhaltet häufig den Wunsch, die Richtigkeit der eigenen Überlegungen bestätigt zu bekommen oder zumindest zu hören, dass es sich um sehr besondere, außergewöhnliche, möglicherweise paranormale Erfahrungen handelt. Dies ist vor allem dann der Fall, wenn die Außergewöhnlichkeit der Erfahrung für die Betroffenen eine hohe subjektive Evidenz hat und unkonventionelle Erklärungen einen nicht hinterfragbaren Ausschließlichkeitscharakter bekommen. Die Offenheit für alternative Erklärungsmodelle ist dann kaum vorhanden. Dies ist auch dann der Fall, wenn das Erklärungsmodell eine wichtige Funktion im psychischen Geschehen erhält und ein Infragestellen einen destabilisierenden Effekt haben könnte.

Fehlende Offenheit für alternative Erklärungsmodelle, Hinweis auf Funktionalität

Das folgende Fallbeispiel zeigt, dass auch relativ festgelegte und ausgefallene Erklärungsversuche zumindest vorübergehend durchaus hilfreich, ja lebensrettend sein können.

Fallbeispiel: „Der Schatz im Jenseits"

Herr G. ist 60 Jahre alt. Der gelernte Architekt ist seit fünf Jahren arbeitslos. Er lebt seit dem Tod seiner Ehefrau vor zwei Jahren allein, die finanzielle Lage ist eng. Nach dem Tod seiner Frau gerät Herr G. in eine Sinnkrise, die durch Trauer, Einsamkeit, fehlende Aufgaben und finanzielle Not geprägt ist. Diese plant er durch einen Suizid zu beenden. Herr P. „Jenseitsforscher", ein Bekannter des Ehepaares G. meldet sich in dieser Phase bei Herrn G. und erzählt ihm, er habe Kontakt zu seiner verstorbenen Ehefrau geknüpft. Auf die erste Ablehnung folgt kurz darauf ein Schreiben, in dem Herr P. im Namen Herrn G's Gattin ihn eindringlich bittet von seinen negativen Gedanken und seinem Vorhaben Abstand zu nehmen, sonst treffe er seine Frau nie wieder.

Verblüfft über diese Information schöpft er neue Hoffnungen. Es folgen zahlreiche Treffen mit Herrn P. und dessen Medium A. In diesen Sitzungen werden die Jenseitskontakte zu seiner verstorbenen Ehefrau hergestellt. Nach anfänglichem Zweifel gewinnt Herr G. zunehmend mehr Vertrauen in Herr P. und sein Medium. Er ist letztendlich von der Echtheit seiner Jenseitskontakte überzeugt und nimmt Kontakt zum IGPP auf.

Hier sucht Herr G. Bestätigung und Akzeptanz für seine Erfahrungen mit dem Jenseits. Er bietet dem Institut an, sich an Forschungen zu beteiligen, mit der Möglichkeit den Blickwinkel zu erweitern.

In dem Beratungsgespräch wird deutlich, wie die „Jenseitskontakte" mit der Ehefrau Herrn G. zu neuem Lebensinhalt verholfen haben. Neben neuen Aufgaben, wie z. B. ein Buch über seine Jenseitserfahrungen zu schreiben und aus den neuen Erkenntnissen und Glauben heraus zu missionieren, zeigt sich auch, dass die Pflege der Jenseitskontakte die meisten Funktionen der früheren Beziehung erfüllen. Im Rahmen der Beratung bekommt Herr G. einerseits nicht die erhoffte Bestätigung seines Überzeugungssystems, andererseits wird von einer weiteren Intervention abgesehen, um ihn und sein System nicht zu destabilisieren.

Herr G. hat inzwischen sein Buch veröffentlicht und mit den daran geknüpften Aktivitäten einen neuen Lebensinhalt gefunden.

Disziplinierte Selbstöffnung kann Therapiebeziehung fördern

Selbstklärung und -öffnung: Brauche ich als Berater bzw. Therapeutin ein bestimmtes Weltbild oder einen bestimmten Erfahrungshintergrund, um mit den Phänomenberichten von AgE-Betroffenen umgehen zu können? Mehr als bei vielen anderen Themen in Beratung und Psychotherapie werden hier eigene Haltungen und Überzeugungen psychosozialer und medizinischer Fachleute tangiert. Häufig fragen Betroffene nach Eigenerfahrungen, Einstellungen und Glaubensüberzeugungen der Therapeuten und Beraterinnen, um so deren Kompetenz und Vertrauenswürdigkeit zu testen und ein Gegenüber zu finden, das ihr Erklärungsmodell nicht in Frage stellt. Klare Positionierungen, die zeigen, dass sich Beratende und Therapierende fundiert mit der Thematik auseinandergesetzt haben, fördern deren Glaubwürdigkeit.

In Anlehnung an allgemeine Ergebnisse der Psychotherapieforschung lassen sich für die AgE-Beratung förderliche Bedingungen im Umgang mit eigenen AgE und der entsprechenden Einstellungen von Beratern und Therapeutinnen formulieren. Hierzu gehört auch die Möglichkeit der disziplinierten Selbstöffnung (Knox & Hill, 2003).

Wie gehe ich als Berater bzw. Therapeutin mit meinem eigenen AgE-Erklärungsmodell um?

Wenn die Einstellung der Experten und Expertinnen zu AgE von einer Haltung geprägt ist, die fundiertes Wissen mit einer Offenheit und Toleranz gegenüber unterschiedlichen Weltbildern verknüpft, sind die Voraussetzungen günstig, dass auch Ratsuchende bereit sind, sich selbst, ihre Erfahrungen und ihr Weltbild aus unterschiedlichen Perspektiven zu betrachten.

Ein disziplinierter Umgang mit dem Berichten eigener (Nicht-)Erfahrungen (self-disclosure) durch Berater und Therapeutinnen und der Erklärung dieser Erfahrungen, kann dazu beitragen, dass Ratsuchende sich bereitwilliger öffnen, dass es zu einer Normalisierung und Entpathologisierung kommt und Erklärungsmodelle relativiert werden können.

Regeln für Selbstöffnung:
- Sparsam verwenden.
- Funktionalität der AgE berücksichtigen (cave: keinen „AgE-Wettbewerb“ entstehen lassen, wenn der Patient AgE-Berichte zum Demonstrieren der eigenen Besonderheit und paranormalen Begabung einsetzt).
- Zeitlich eng limitieren.
- Bearbeitung der AgE aus der Perspektive des Ratsuchenden in direktem Anschluss an die Selbstöffnung durchführen.

- Rückmeldung zur Nützlichkeit einholen.
- Eventuell klären, was es für die Ratsuchenden so wichtig macht, zu erfahren, welche AgE der Berater bzw. die Therapeutin selbst gemacht haben.
- Fokus ist der Ratsuchende und dessen Nutzen.

3.3.3 Personorientierte Fragen

(Sub-)kultur: Al-Issa (1995) zeigt, wie kulturelle und historische Unterschiede sowohl die Einstellung einer Gesellschaft zu Halluzinationen als auch die Inhalte von Halluzinationen mitbestimmen und so mit darüber entscheiden, ob diese als Anzeichen einer psychischen Störung zu bewerten sind. Je nach kultureller Zugehörigkeit einer Person werden AgE insgesamt unterschiedlich eingeordnet, bewertet und erklärt. Ohne Kenntnis des jeweiligen (sub-)kulturellen Hintergrundes ist eine Einschätzung der AgE unvollständig.

Bewertung einer Erfahrung als außergewöhnlich wird vom kulturellen Hintergrund mitbestimmt

(Für speziell Interessierte hierzu einige Beispiele: Im europäischen Mittelalter wurde der Zustand der Schlafparalyse einem Incubus und Succubus zugeschrieben, in Vietnam spricht man vom Grauen Geist. Die katholische Kirche erklärte derartige Erfahrungen mit dem Konzept der dämonischen Besessenheit und empfahl den Exorzismus als Methode zur Austreibung des Dämons und Heilung der Besessenheit. Im Islam wird hingegen an die Existenz von Dschinns, den bösen Nachtgeistern geglaubt, die auch Stimmenhören und Symptome verursachen, die innerhalb der westlichen Medizin das Risiko einer Schizophrenie-Diagnose beinhalten, auch wenn sie bei korrekter Anwendung der Diagnosekriterien nicht für eine Schizophrenie-Diagnose ausreichen würden. In den letzten Jahren wurden die Erfahrungen u. a. als UFO-Entführung erklärt.)

Funktionalität/Instrumentalität: AgE können eine wichtige Funktion im psychischen Geschehen einnehmen (vgl. Kapitel 2.2.4.2). Zum einen können die AgE und das Berichten darüber dazu dienen

Planstruktur gibt Aufschluss über Funktionalität von AgE

1. Probleme zu externalisieren,
2. belastende Gefühle zu vermeiden,
3. zu zeigen, dass man außergewöhnliche Fähigkeiten besitzt und etwas Besonderes ist,
4. dem Leben einen Sinn zu geben und
5. zu zeigen, dass die Erfahrungen „real“ bzw. „echt“ sind.

Das Erstellen einer Plananalyse und die Orientierung an der für AgE-Ratsuchende protoypischen Planstruktur sind hilfreiche Techniken zur Analyse der funktionalen Aspekte von AgE in der Psychodynamik von Ratsuchenden.

Fallbeispiel: „Die Wahrheit liegt irgendwo da draußen“

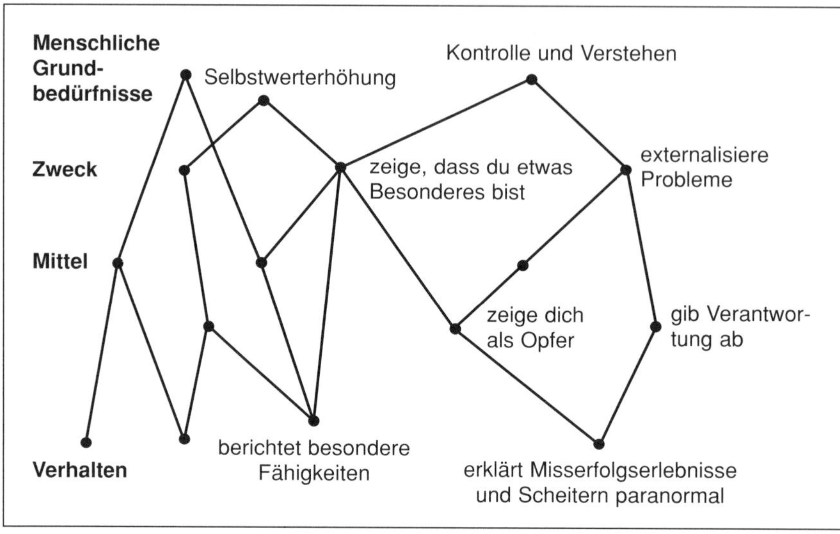

Abbildung 8:
Beispiel einer Planstruktur bei einer Ratsuchenden mit AgE

Die abgebildete Planstruktur liest sich folgendermaßen: Unten in der Struktur stehen die Verhaltensweisen, darüber die Zwecke oder Motive. Verhaltensweisen sind darin die Mittel, die zur Zielerreichung eingesetzt werden, dazwischen liegen verschiedene Ebenen von Mittel-Zweck-Verknüpfungen. Ganz oben in der Hierarchie finden sich die menschlichen Grundbedürfnisse, deren Befriedigung wir anstreben. Die grafische Darstellung verdeutlicht diese hierarchische Verschachtelung. „Externalisiere Probleme“ ist von oben betrachtet ein Mittel, um Kontrolle zu erhalten, von unten betrachtet ein Motiv für das Abgeben von Verantwortung. Kriterium für die Hierarchie ist strikt die Instrumentalität. Nach oben werden Pläne in gewisser Weise zunehmend abstrakter. Weiter oben stehende Pläne sind jedoch nicht relevanter sondern eher unspezifischer. Dies ist deshalb der Fall, da man ja – je weiter oben man in der Planhierarchie ankommt desto näher ist man bei den Grundbedürfnissen angekommen. Da die menschlichen Grundbedürfnisse für alle Menschen vergleichbar sein dürften, werden die in der Hierarchie weit oben stehenden Pläne sich über Personen hinweg immer ähnlicher. Sie sind daher sogar weniger informationshaltig und klinisch relevant als Pläne auf mittlerer und unterer Ebene. Verhaltensweisen werden im Indikativ formuliert, Pläne und Motive im Imperativ. Dies soll jedoch keine Bewusstheit suggerieren. Pläne können zwar bewusst gebildet werden, was am ehesten der umgangssprachlichen Verwendung entspricht, sie können aber auch unbewusst entstehen, wenn sie objektiv oder subjektiv zu einem besseren Funktionieren beitragen.

Im obigen Beispiel kann darauf geschlossen werden, dass die „paranormale“ Erklärung, die die AgE-Ratsuchende benutzt, um stressreiche, selbstwertbedrohliche und potenziell mit negativen Emotionen verknüpfte Misserfolgserlebnisse zu begründen (Wiederholtes Durchfallen bei einer Prüfung, eine gescheiterte Beziehung und finanzielle Probleme) dem Plan dient, sich als Opfer darzustellen und die Verantwortung für das Scheitern abzugeben.

Dieser Plan könnte letztendlich über einige weitere Schritte, die hier nur verkürzt und schematisch dargestellt werden, einerseits dazu dienen durch die externale Zuschreibung von Misserfolgen den Selbstwert zu stabilisieren, andererseits aber auch dem Plan, den unerreichten Lebenszielen und dem Scheitern Sinn und Bedeutung zuzuschreiben. Die Ratsuchende stellt sich dazu als Opfer magischer Beeinflussung dar. Im Rahmen dieses „Opfermodells“ werden die negativen Ereignisse ohne Gesichtsverlust „sinnvoll“ erklärbar und dadurch kontrollierbar. Gleichzeitig werden besondere „paranormale“ Fähigkeiten (Wahrnehmen, dass man das ausgewählte Ziel eines Magiers ist) berichtet, die den negativen Erlebnissen gegenübergestellt werden und die Ratsuchende als paranormal begabte Person und attraktives Ziel paranormaler Beeinflussung auszeichnen und sie so zu etwas Besonderem machen.

Inkonsistenz im psychischen Geschehen und Neigung zu AgE, wenn aktuell oder in der Lebensgeschichte destabilisierende Erfahrungen bestehen

Inkonsistenz: Die Bedeutung von Inkonsistenzen für die Entstehung psychischer Störungen bzw. von Konsistenz für gutes Funktionieren und gute Gesundheit ist ausreichend belegt (Fries & Grawe, 2006). Bei Menschen mit paranormalen Überzeugungen und AgE finden sich sowohl aktuell wie in der Lebensgeschichte häufig traumatische Lebenserfahrungen und krisenhafte Lebenssituationen, die zu Instabilitäten und Inkonsistenzen im psychischen Geschehen führen. Zur Bewältigung der so entstehenden Inkonsistenzen im psychischen Geschehen werden von AgE-Ratsuchenden häufig dysfunktionale Strategien eingesetzt, wie die der Externalisierung oder Vermeidung. Bei Menschen, die aufgrund ihrer AgE Rat und Hilfe suchen, sollten entsprechende inkonsistenzfördernde Belastungen und die mögliche Dysfunktionalität nebenwirkungsreicher Bewältigungsstrategien, die zur Regulierung der Inkonsistenz eingesetzt werden, abgeklärt werden.

AgE-Ratsuchende vermeiden häufig Auseinandersetzung mit Themen, die mit negativen Emotionen verknüpft sind

Emotionsregulation: Inkonsistenzen im psychischen Geschehen sind in der Regel mit intensiven Emotionen verknüpft. AgE-Ratsuchende zeigen einen spezifischen Umgang mit Emotionen, der sie vor allem vor einer Konfrontation und Auseinandersetzung mit negativen Emotionen und den Themen, die diese Gefühle auslösen, schützt. Stattdessen wird kontingent dazu versucht, eine positive Stimmungslage herzustellen. Dies verhindert eine Integration belastender Erfahrungen. Insgesamt ist es erforderlich zu klären, welche Emotionen mit den AgE selbst verknüpft sind (sind die Erfahrungen z. B. ängstigend oder beglückend?) und welche Emotionen evtl. durch eine intensive Beschäftigung mit den AgE und paranormalen Erklärungsmodellen vermieden werden (z. B. Trauer, Scham).

AgE treten auch im Zusammenhang mit Epilepsie, Migräne oder einer Schlafparalyse auf

Neuropsychologische und neurobiologische Prozesse: Grundsätzlich kann das Auftreten von AgE auch mit neurobiologischen Faktoren zusammenhängen. Dazu ist es sinnvoll zu prüfen, ob eine Temporallappenepilepsie vorliegt oder ob Migräne mit Aurasehen oder eine Schlafparalyse bei den AgE eine Rolle spielen (Brugger, 2006; Podoll & Robinson, 2001). Ein immer wieder berichtetes Phänomen von AgE-Ratsuchenden, das zu erheblichen Irritationen führen kann, ist folgendes: Sie liegen im Bett und fühlen sich hellwach, können sich aber nicht bewegen und auch nicht sprechen. Die Bewegungsunfähigkeit verhindert, dass das träumende Gehirn die Glieder in Gang setzt. In diesen Situationen werden oft Wahrnehmungen gemacht, in denen intensive Bilder und das Gefühl einer Anwesenheit im Zentrum der Wahrnehmung stehen. Dies löst oft starke Angstgefühle aus und den Wunsch nach einer Erklärung des Vorfalls. Dass es sich hier um eine Schlafparalyse handeln könnte, einem neurobiologischen Prozess, bei dem das Bewusstsein erwacht, obwohl die Paralyse fortdauert, ist den meisten nicht bekannt, so dass zur Erklärung dieser Wahrnehmungen häufig paranormale, spiritistische oder esoterische Konzepte herangezogen werden.

AgE gehen oft mit Problemen im Sozialkontakt einher

Beeinträchtigung: AgE können erhebliche Auswirkungen auf die Lebensqualität der Betroffenen haben. Dies kann den intrapsychischen wie den interpersonalen Bereich betreffen. Interpersonal können Beeinträchtigungen entstehen, wenn das Mitteilen der AgE zu Unverständnis und Ablehnung im Sozialkontakt führt und die Betroffenen in der Folge Kontakte, bei denen ihr Erklärungsmodell in Frage gestellt werden könnte, immer mehr meiden und dadurch die Reflexion und Integration der gemachten Erfahrungen unterbleibt. Berichte über AgE können im Umfeld der Betroffenen auch zur Bewunderung und zur Zuschreibung besonderer Fähigkeiten führen. Die damit verbundene Bestätigung und Stärkung des Selbstwertes kann dazu führen, dass die Betroffenen sogar beginnen, Überlegungen anzustellen, ob und wie sich diese Fähigkeiten beruflich nutzen lassen. Auch hier kann es zu Belastungen im sozialen wie im kognitiven Bereich kommen, wenn der Bereich der AgE zum alles bestimmenden Thema wird.

4 Interventionskonzepte bei AgE

Beratungs- und Behandlungsbedarf bei AgE ergibt sich vor allem dann, wenn sich in Verbindung mit diesen Erfahrungen Inkonsistenzen im psychischen Geschehen einer Person ergeben und dadurch Grundbedürfnisse konflikthaft erlebt werden (z. B. Kontrollverlust durch die AgE vs. Selbstwertstabilisierung durch Erleben von Besonderheit) oder die Ziele eines Menschen nicht mehr mit der Realität in Einklang gebracht werden können (z. B. mangelnde Ressourcen erschweren Realisierung von persönlichen oder beruflichen Zielen und AgE erhält Ersatzfunktion).

Rein schulen- oder störungsspezifisches Vorgehen bei AgE nicht angemessen

Das konkrete Vorgehen in der klinisch-psychologischen Arbeit mit Menschen, die AgE berichten, kann aufgrund der sehr heterogenen Anliegen und der unterschiedlichsten Verknüpfungen mit psychischen Störungen weder von einer traditionell schulenorientierten noch von einer rein störungsspezifischen Auffassung ausgehen. Angemessen ist dagegen ein prinzipiengeleitetes Vorgehen, das die verschiedenen Aspekte klinisch-psychologischen Handelns, die themenspezifischen Ziele und Aufgaben berücksichtigt und eine individuelle Fallkonzeption ermöglicht.

4.1 Beratungs- und Therapieplanung bei AgE

Individuelle Problemlage und Prototypisches Wissen zu AgE sind Grundlage für individuelle Fallkonzeption

Aufbauend auf den bisherigen Behandlungsansätzen (Harary, 1993; Hastings, 1983; Kramer, 1993; Lucadou & Poser, 1997; Solfvin, 1995) und auf der Grundlage der empirischen Ergebnisse zur Phänomenologie und zum psychischen Geschehen bei Menschen mit AgE (Belz-Merk, 2002; Belz-Merk & Fach, 2005) lassen sich allgemeine Behandlungsziele und sich daraus ergebende technische Vorgehensweisen ableiten. Diese können als Hintergrundfolie genutzt werden, um dann im jeweiligen Einzelfall durch eine Integration dieses prototypischen Wissens und der spezifischen Problemlage zu einer individuellen Fallkonzeption zu kommen. Hierfür sind nicht alle genannten Aspekte gleichermaßen relevant. Eine Fallkonzeption sollte auch berücksichtigen, dass die erhobenen Informationen oft in enger Wechselwirkung untereinander stehen und es nicht ausreicht, diese lediglich in einem additiven Sinne aneinanderzureihen. Aus den zusammengetragenen Fakten und Beschreibungen lassen sich Hypothesen ableiten, die wiederum den Rahmen für die Planung und Durchführung der auf den Einzelfall abgestimmten klinisch-psychologischen Interventionen darstellen. Hierfür ist der folgende Ablauf nützlich:

Konkrete Fragen in der Planung klinisch-psychologischen Handelns bei AgE
1. Welchem *Typus* lässt sich der oder die Ratsuchende zuordnen? (z. B. eher externaler Typ mit Fokus Autonomiethematik oder internaler Typ mit Fokus auf Beziehungsdefizit und somatischen Phänomenen) 2. Welche typischen Pläne finden sich in der individuellen Planstruktur? (z. B. eher Externalisierung zur Vermeidung negativer Emotionen oder eher Betonen eigener paranormaler Fähigkeiten zur Selbstwerterhöhung?) 3. Was sind *zentrale Problem- oder Konfliktbereiche*? (z. B. eher im intrapsychischen und somatischen oder interpersonalen und sozialen Bereich) 4. Welche *Grundbedüfnisse* sind bedroht? (z. B. der Selbstwert ist durch Misserfolge und Scheitern beschädigt, das Bedürfnis nach Kontrolle und Verstehen ist aufgrund von Grenzüberschreitungen verletzt oder das Bindungsbedürfnis ist durch konflikthafte Beziehungen bedroht) 5. Welche *Bewältigungsstrategien* werden eingesetzt? (z. B. zeigt der Spuktyp wie erwartet eher Verdrängung als Bewältigungsstrategie und der Internale Typ mehr Projektion?) 6. Wo ist die natürliche *Entwicklung behindert*? (z. B. Blockierung von Autonomiewünschen beim externalen Typ, keine oder konflikthafte Beziehungen beim internalen Typ) 7. Welches sind wünschbare Veränderungen/*Ziele*? Was müsste sich ändern, damit Phänomene aufhören oder integriert werden können und es den Ratsuchenden richtig gut geht? (z. B. Auseinandersetzung mit vermiedenen negativen Emotionen in Zusammenhang mit psychischen Verletzungen oder Herstellen ausgewogener sozialer Beziehungen) 8. Mit welchen *Strategien* könnten diese Ziele am besten erreicht werden? (z. B. Psychoedukation bei hohem Funktionsniveau häufig ausreichend, klärungsorientiertes Vorgehen nach nicht integrierten Erlebnissen von Verlust und Scheitern, Ressourcenaktivierung bei sozialem Rückzug)

4.2 Beratungs- und Veränderungsmotivation

AgE-Ratsuchende suchen zu Beginn häufig eine nicht-psychologische Erklärung für ihre Wahrnehmungen und Erlebnisse. Viele gehen dabei von einem Weltverständnis aus, wonach außergewöhnliche Phänomene und

Anomalien entweder eine objektive Realität besitzen, die unabhängig von ihrer Person ist und demnach auch für andere beobachtbar sein müsste oder aufgrund besonderer evtl. paranormaler Fähigkeiten der eigenen oder anderer Personen aufgetreten sein müssten (vgl. Kapitel 3.3.2). Die Metapher vom „Überschreiten des Rubikon" ist hier ein nützliches Bild um zu verdeutlichen, dass die häufig größte Hürde in der Arbeit mit AgE-Betroffenen darin liegt, von einem ausschließlich kausalen und deterministischen Weltverständnis zu einer Sichtweise zu kommen, die auch akausale und durch Zufall geprägte Prozesse akzeptiert und vor allem auch die Person, die die Erfahrung macht, und ihr psychisches Geschehen miteinbezieht. Erst dann wird es möglich sein, von einer rein externalen Perspektive, die die Gründe für die AgE in der Außenwelt sucht, zu einer internalen Perspektive zu kommen, die psychophysische Modelle und psychologische Konzepte zum Verstehen der AgE nutzt.

Motivation, Bezüge zwischen AgE und Lebensgeschichte bzw. Lebenssituation herzustellen, muss bei Ratsuchenden erst geschaffen werden

Eine Übersetzung des Rubikon-Modells auf die klinische Praxis ist das im Folgenden vorzustellende Stufenmodell der Veränderung („Stages-of-Change-Model") von Prochaska und Mitarbeitern (Prochaska & DiClemente, 1992).

Das Stufenmodell der Therapiemotivation:

Nach diesem Modell durchläuft die Entwicklung der Motivation, ein bestimmtes Problem therapeutisch anzugehen, verschiedene Phasen:

1. Zunächst wird ein Problem noch gar nicht als solches betrachtet („precontemplation"),
2. dann wird es anerkannt und eine Behandlung in Betracht gezogen („contemplation"),
3. dann erfolgt eine Vorbereitung („preparation"),
4. dann die Behandlung im engeren Sinne („action phase"),
5. dann die Aufrechterhaltung der erreichten Veränderung („maintenance"),
6. dann die völlige Aufgabe des Problemverhaltens. Das Problem existiert nicht mehr („termination).

Übertragen auf den Bereich der AgE bedeutet dies, dass zu Beginn der Beratung häufig eine nichtpsychologische Sichtweise dominiert. In einem zweiten Schritt wird dann anerkannt, dass es Bezüge zur eigenen Lebensgeschichte und/oder -situation gibt. Erst dann ist eine psychologische bzw. psychotherapeutische Intervention möglich, die mögliche Verhaltens- und Einstellungsänderungen erreichen kann.

Dabei ist wichtig:

– Oft müssen die Stufen bis zu einem Behandlungserfolg mehrfach ganz oder teilweise durchlaufen werden;

Berücksichtigung des Stufenmodells hilft Vorgehen in der Beratung an die motivationalen Vorraussetzungen anzupassen

- auch wenn AgE-Betroffene u. U. sehr auf eine Klärung ihres Anliegens drängen, befinden sie sich oft noch nicht auf einer Stufe, die überhaupt eine psychologische Sichtweise erlaubt;
- zu frühen Stufen passen tendenziell besser klärungs- bzw. einsichtsorientierte („diesseits des Rubikon"), zu späten Stufen besser handlungs- und bewältigungsorientierte Vorgehensweisen („jenseits des Rubikon") (Znoj, Grawe & Jeger, 2000);
- zu frühen Stufen passen tendenziell besser Autonomie betonende, zu späteren Stufen besser stärker strukturierende Beziehungsangebote;
- Patienten und Patientinnen befinden sich prinzipiell nicht als Ganzes, sondern mit dem einen oder anderen Problem auf der einen oder anderen Stufe.

Es ist empirisch plausibel, dass bei Berücksichtigung des Stufenmodells Effekte gesteigert werden können. Aus dem Modell ergeben sich durchaus komplexe Entscheidungprozesse.

4.3 Interventionsziele und Strategien bei AgE

Aufgrund dessen, was wir über das psychische Geschehen von AgE-Ratsuchenden und die Phänomenologie bei AgE wissen, lassen sich prototypische Ziele für klinisch-psychologische Interventionen formulieren. Diese können den Bereichen Phänomenologie, Erklärungsmodell und psychisches Geschehen der Person zugeordnet werden.

Interventionsziele bei AgE:

A. Fokus Phänomenologie
   - Phänomenspezifische Wissensvermittlung, Psychoedukation
   - Nachlassen der belastenden Phänomene und Kontrolle bzw. Verstehen der erwünschten Phänomene

B. Fokus Erklärungsmodell
   - Gemeinsame Entwicklung eines für den Ratsuchenden stimmigen und funktionalen Erklärungsmodells unter Berücksichtigung des Stands der empirischen Forschung und einer konstruktivistischen Grundhaltung

C. Fokus Person
   - Integration des Erlebten in das Selbstkonzept durch Sinn- und Bedeutungsgenerierung
   - Erkennen ätiologischer und funktionaler Bezüge zwischen AgE und Lebenssituation bzw. Lebensgeschichte
   - Erhöhung der Eigenkontrolle und Autonomie
   - Verbesserung der Beziehungsfähigkeit

4.3.1 Fokus Phänomenologie

Primäres Anliegen von Menschen, die aufgrund ihrer AgE Rat und Hilfe suchen, ist es, Informationen und Aufklärung über außergewöhnliche Phänomene zu erhalten. Dies betrifft das Vorkommen der Phänomene, ihre „Echtheit", die Frage nach wissenschaftlichen Befunden und möglichen Erklärungsmodellen sowie die Frage nach der eigenen psychischen Gesundheit.

Zu Beginn der Beratung stehen die Phänomene im Vordergrund

Dies erfordert von Beratern und Therapeutinnen eine grundlegende Expertise in Wissensgebieten, die in der Regel kaum Gegenstand akademischer Ausbildung sind (z. B. Parapsychologie, Anomalistik), aber Menschen im Alltag seit jeher beschäftigen. Zumindest grundlegende Kenntnisse in diesen Themen erleichtern eine kompetente Beratung und Therapie erheblich. Tabelle 8 fasst die Themenbereiche zusammen, die bei der Beratung von Menschen mit AgE relevant sind.

Tabelle 8:
Beratungsrelevante Wissensbereiche bei AgE

Parapsychologie und Grenzgebiete der Psychologie	– Phänomenologie AgE und Erklärungsmodelle – Veränderte Bewusstseinszustände (z. B. Praktiken und Auswirkungen) – Psychische Belastungen/Störungen bei AgE – Interkulturalität und AgE
Neue religiöse und ideologische Gemeinschaften und Psychogruppen	– Satanismus (z. B. Position der Kirchen) – Persönlichkeitsbeeinflussende Techniken – Einstellungen und Werthaltungen von Kultgruppen – „Sektenausstiegsberatung" (Versorgungsstruktur und -konzepte)
Alternativer Gesundheits-, Psycho- und Esoterikmarkt	– Okkultismus, Spiritismus, Magie etc. – Esoterik (z. B. Angebote und Erklärungsmodelle) – Heiler, Medien und deren Arbeitsweise

Einen aktuellen Überblick über ein breites Spektrum außergewöhnlicher Erfahrungen bietet der Band „Varietes of Anomalous Experience" (Cardeña, Lynn & Krippner, 2000).

4.3.1.1 Phänomenspezifische Wissensvermittlung und Psychoedukation

Die folgende Zusammenstellung gibt die zentralen Schritte wieder, die beim Umgang mit den Phänomenberichten der Ratsuchenden konkret zu berücksichtigen sind:

Wie gehe ich als Berater bzw. Therapeutin mit den Phänomenberichten von AgE-Betroffenen um?

1. *Ziel:*
   Differenzierung erarbeiten zwischen
   – den Phänomenen selbst,
   – der Wahrnehmung der Phänomene und
   – der Erklärung der Phänomene.
2. *Vorgehen:*
   – Wahrnehmungen genau explorieren (vgl. Kapitel 3.3).
   – Phänomene und Auftretenskontext präzise beschreiben lassen und dokumentieren.
   – Zum Experimentieren mit verschiedenen Erklärungsmöglichkeiten anleiten.
   – Bedeutungsgehalt der Phänomene durch klärungsorientiertes Vorgehen (vgl. Kapitel 4.3.3.1) herausarbeiten (z. B. was war das Irritierende, Überraschende, Verblüffende an der Erfahrung; warum ist das gerade jetzt, Ihnen passiert?).
3. *Gewünschtes Ergebnis:*
   – Verstehen, was die Erfahrung so außergewöhnlich macht.
   – Entschlüsseln, welche Bedeutung den Phänomenen zugeschrieben werden kann (als Möglichkeit!).
4. *Grundhaltung:*
   – Konstruktivistische Haltung bzgl. der Erklärung.
   – Erfahrung ernst nehmen.
   – Nicht vorschnell pathologisieren.
   – Nicht vorschnell als Fehlwahrnehmung deklassieren.
5. *Worum es nicht geht:*
   – „Irrationale" Überzeugungen zu hinterfragen und durch rationalere zu ersetzen.
   – AgE-Betroffenen die „Welt erklären" stattdessen sich selbst eine von Ratsuchenden abweichende Erklärung der AgE gestatten („agree to disagree").

Vorzeitige Pathologisierung verhindert Zugang

Die Anerkennung der Wahrnehmungen und Erfahrungen von Rat- und Hilfesuchenden als subjektive Realität ist eine wichtige Basis für die weitere Arbeit. Eine vorschnelle Einordnung der Wahrnehmungen als Symptome einer psychischen Störung, als Fehlwahrnehmung oder als bewusste Täuschung verhindert ein echtes Verstehen und Nachvollziehen dessen, was die Betroffenen tatsächlich erlebt haben und was daran einerseits bedeutsam und andererseits irritierend gewesen sein könnte. Mit dieser Haltung im Hintergrund ist eine Form der Psychoedukation möglich, die mehr als reine Informations- und Wissensvermittlung ist. Mit ihrer Hilfe ist eine Entlastung der Ratsuchenden möglich, eine Entdramatisierung und Entmystifizierung der AgE und bei Bedarf eine Förderung der Auseinandersetzung mit Problemen, die mit den AgE verknüpft sind.

Normalisierung der AgE ohne Entwertung von Erfahrung und Person

Neben der inhaltlichen Kompetenz auf Seiten der Berater und Therapeutinnen, zu der u. a. ein Basiswissen über das Spektrum AgE gehört, sind Kenntnisse über mögliche Zusammenhänge zwischen AgE und psychischen Störungen notwendig. Eine häufige Befürchtung von Menschen, die AgE berichten, ist die, als unglaubwürdig oder psychisch krank abgestempelt zu werden. Die Rückmeldung an die Betroffenen, dass ihre AgE sicher für sie selbst etwas Besonderes und Außergewöhnliches darstellen und dass es sinnvoll ist, die Wahrnehmungen einordnen und verstehen zu wollen, gleichzeitig zurückzumelden, dass sie mit ihrer Erfahrung nicht alleine sind, sondern AgE statistisch gesehen weit verbreitet sind, kann einerseits entdramatisierend und entlastend wirken. Es kann andererseits aber auch enttäuschend sein, da dies den Erfahrungen auch das Besondere nehmen kann, das viele Betroffene gerade suchen.

Der folgende Kasten zeigt im Überblick, wie eine für AgE-Ratsuchende hilfreiche Psychoedukation aussehen sollte:

Psychoedukation bei AgE-Ratsuchenden

Bei der Psychoedukation mit AgE-Ratsuchenden geht es um
- die Vermittlung von Sachinformation zu AgE und zu AgE-spezifischen Erklärungsmodellen,
- die Exploration der idiosynkratischen Annahmen und subjektiven Theorien der Ratsuchenden zu AgE (z. B. Vorstellung erfragen zu warum, warum gerade jetzt und so, warum gerade die Person etc.),
- die Vermittlung einordnender Rückmeldung zu den berichteten AgE,
- die Förderung des selbstverantwortlichen Umgangs mit AgE-verbundenen Irritationen und Problemen (z. B. Verweis auf Stimmenhörernetzwerk e. V. bei Stimmenhören, zur Schlafhygiene motivieren bei Schlafparalysen, verantwortlichen Umgang mit Okkultpraktiken oder bewusstseinsverändernden Techniken erklären) und
- die Unterstützung der Ratsuchenden bei der Bewältigung der AgE und assoziierter Themen (z. B. Erfahrungen normalisieren ohne zu bagatellisieren, bei Bedarf zur Aufnahme einer psychotherapeutischen Behandlung motivieren).

Da durch die AgE häufig Fragen des Selbst- und Weltbildes tangiert werden, ist damit zu rechnen, dass Ratsuchende die entsprechenden Informationen nicht neutral zur Kenntnis nehmen können. Vielmehr handelt es sich dabei um einen kognitiv-emotionalen Prozess, der folgendermaßen begleitet werden kann:

Vorgehen:
- Ratsuchende ermutigen, Fragen zu AgE zu stellen, sowie Vermutungen und Fantasien zur Entstehung der AgE zu äußern.
- Ratsuchende bitten, über belastende wie auch über positive Gedanken und Gefühle, die sich auf die AgE beziehen, zu sprechen.
- Vorkommen von AgE entdramatisieren und entpathologisieren (z. B. Info zur Auftretenshäufigkeit, Ungefährlichkeit).
- Fehlinformationen und Missverständnisse aufklären.

Allgemeine Regeln:
- Informationsstand, Informationswunsch und Anliegen erfragen.
- Gewünschte Informationen in einer für den jeweiligen Ratsuchenden passenden Sprache geben.
- Komplexe Informationen in alltagsnahe Bilder kleiden.
- Sich fortlaufend rückversichern, ob die gegebenen Informationen verstanden wurden.
- Literaturempfehlungen zum Nachlesen und Nacharbeiten geben.

4.3.1.2 Nachlassen der belastenden Phänomene

AgE-spezifische Wissensvermittlung führt zur Entlastung

Ratsuchende mit AgE fühlen sich zumeist belastet (Belz-Merk, 2002). So geben über zwei Drittel der Ratsuchenden an, durch soziale, körperliche oder psychische Faktoren „eher belastet" bis „belastet" zu sein. Auch durch die AgE fühlt sich die Mehrzahl (70 %) der Ratsuchenden belastet und wünscht diese Erfahrungen besser kontrollieren zu können bzw. möchte, dass die Phänomene völlig aufhören. Ziel von Beratung und Therapie ist es, sich bezüglich folgender Fragen, die von Ratsuchenden so oder so ähnlich immer wieder gestellt werden, zu positionieren und Antworten entsprechend dem aktuellen Stand der Forschung zu geben:
- Wie hoch ist die Zuverlässigkeit meiner AgE? (Frage nach der Reliabilität)
- Wie soll/kann ich damit umgehen?
- Kann ich vorhergesehene Katastrophen verhindern?
- Habe ich durch meine Gedanken ein Ereignis möglicherweise herbeigedacht? (Frage nach Schicksal und Vorbestimmung – Frage nach Schuld und Verantwortung)
- Wieso habe ausgerechnet ich diese Fähigkeit? Ist damit ein Auftrag, eine Mission verknüpft? Wenn ja, welche?
- Kann ich AgE verhindern, unterdrücken, ausweichen?
- Kann ich meine Fähigkeiten verbessern, trainieren, präzisieren?

Eine genaue Beobachtung und Dokumentation der Phänomene (Fotos, Protokolle, Tagebücher) und ihren Auftretenskontext führt häufig bereits zu einer Abnahme bis hin zum völligen Verschwinden der Phänomene (vgl. Kap. 2.1.3).

Ziel der Intervention ist es, Betroffenen AgE-spezifisches Wissen zu vermitteln und sie darüber aufzuklären, dass diese Erfahrungen in der Regel spontan auftreten, dabei elusiv und flüchtig sind und sich bevorzugt in Krisenzeiten und Phasen psychischer Instabilität ereignen, weder trainierbare Fähigkeiten darstellen noch von der Person und ihrem psychischen Geschehen unabhängige physikalische Ereignisse.

4.3.2 Fokus Erklärungsmodell

4.3.2.1 Entwicklung eines für Ratsuchende stimmigen und funktionalen AgE-Erklärungsmodells

Ein Teil der Menschen, die aufgrund von AgE Rat und Hilfe suchen, tendieren dazu, nach einer ersten stark irritierenden AgE weitere, auch alltägliche Erfahrungen als außergewöhnlich zu interpretieren und Beziehungen zwischen Ereignissen herzustellen, die für andere Menschen eher bedeutungslos sind (Irwin & Green, 1998). Dies kann im Extremfall dazu führen, dass alle möglichen Wahrnehmungen und Begebenheiten mit einer besonderen Bedeutung aufgeladen werden (z. B. Zahlen aus verschiedenen Kontexten wie Geburtstage, Auto- und Telefonnummern werden „sinnvoll" kombiniert). Obwohl diese Konstruktionen gehäuft negative Nebenwirkungen für die Lebensbewältigung haben, ist es den Betroffenen kaum mehr möglich, andere Erklärungsmodelle zuzulassen (z. B. ist ein Ratsuchender fest davon überzeugt, dass in seinen willkürlich zusammengestellten „sinnvollen" Zahlenkombinationen Hinweise für eine Entscheidung zu finden sind, die er selbst nicht treffen mag). In diesen Fällen kann es Aufgabe von Beratung und Therapie sein, alternative Interpretations- und Deutungsmuster anzubieten und zu einem zumindest hypothetischen Perspektivenwechsel zu motivieren, der dann die Klärung eines schon lange vorhandenen unterschwelligen Konfliktes ermöglicht. Hierbei ist zu berücksichtigen, dass die positiven Aspekte, des bisherigen Erklärungsmodells bei einer neuen Sichtweise von den AgE-Betroffenen nicht ersatzlos aufgegeben werden können, sondern sinnvoll genutzt werden können, wenn das dahinterliegende Motiv berücksichtigt wird (z. B. kann es durchaus lohnend sein bei den „bedeutungsvollen" Zahlenkombinationen, die ein Ratsuchender in seiner Lebenswelt entdeckt, anzudocken und über diesen (Um-)Weg zum dahinterliegenden Thema der spannungsreichen Beziehungssituation zu kommen).

Vermutlich „unsinnige" subjektive Erklärungsmodelle zum Andocken nutzen

Für klinisch-psychologische Interventionen, die sich auf die subjektiven Erklärungsmodelle von AgE-Ratsuchenden beziehen, eignen sich kognitive Techniken, wie sie u. a. von Beck und Ellis entwickelt wurden (Wilken, 2006).

Anwendung kognitiver Techniken bei Ratsuchenden mit AgE:

Anders als in der kognitiven Therapie nach Beck oder Ellis ist das Ziel nicht das Identifizieren „irrationaler Überzeugungen", sondern gemeinsam mit dem Ratsuchenden gilt es zu prüfen,

1. welche Konsequenzen verschiedene Erklärungsmodelle für den Ratsuchenden haben,
2. welche dieser Konsequenzen erwünscht sind und welche unerwünscht,
3. ob es alternative Erklärungen gibt, die als passender bewertet werden,
4. welche Implikationen diese Alternativen auf der Verhaltensebene bzw. der Ebene der Lebensführung haben.

Ziel: Ratsuchende sensibel machen gegenüber eigenen automatisch ablaufenden Verknüpfungen zwischen Erfahrungen und Erklärungen und den dabei auftretenden dysfunktionalen Bewertungen.

Cave: Funktionalität des bisherigen Erklärungsmodells berücksichtigen („Säge nicht den Ast ab, auf dem jemand sitzt, bevor du nicht eine Leiter an den Baum gestellt hast!").

4.3.2.2 Integration des Erlebten in das Selbstkonzept und das Weltbild der Betroffenen

AgE lösen oft Sinnfragen aus

AgE durchbrechen oftmals das bisher Vertraute. Menschen, die diese Erfahrungen machen, fühlen sich dadurch häufig belastet. Das ist insbesondere dann der Fall, wenn bislang für gültig gehaltene Selbst- und Weltmodelle in Frage gestellt werden, Ängste auftreten verrückt zu werden oder eigene Versuche mit unkonventionellen Erklärungen zunehmend Nebenwirkungen zeigen oder ganz misslingen. Die Betroffenen suchen dann im Rahmen von Beratung und Therapie nach Möglichkeiten, das Erlebte zu verstehen und einzuordnen. Ziel und Aufgabe ist es, den Betroffenen zu helfen, funktionale Wege zu finden, die AgE in ihr Selbstkonzept zu integrieren. Berater und Therapeutinnen sollten auch zur Verfügung stehen, wenn die Betroffenen ihr bisheriges Weltbild in Frage stellen und Fragen von Sinnhaftigkeit und Bedeutung zum zentralen Beratungs- oder Therapieanliegen werden.

4.3.3 Fokus Person

Die spezifischen Pläne, die sich bei AgE-Ratsuchenden beschreiben lassen (vgl. Kapitel 2.3.3), sind vor allem dort relevant, wo die Betroffenen für sich keine nachhaltig befriedigende Lösung für die Integration ihrer subjektiv außergewöhnlichen Wahrnehmungen und Erfahrungen in das psychische Geschehen gefunden haben. Der Einsatz nebenwirkungsreicher Mittel und Strategien (z. B. Externalisierung, Emotionsvermeidung, AgE als Lebensmittelpunkt) kann anfänglich Spannungen reduzieren, führt aber längerfristig zu weiteren Inkonsistenzen im psychischen Geschehen. Diese Strategien bringen es mit sich, dass eine anstehende Auseinandersetzung mit Belastungen, negativen Emotionen und Traumatisierungen unterbleibt, dass eine Übernahme von Verantwortung beim Scheitern und bei Misserfolgen behindert wird und durch die Konzentration auf die AgE und mögliche eigene außergewöhnliche Fähigkeiten andere Ressourcen verkümmern. Hieraus ergeben sich spezifische beraterische und therapeutische Aufgaben, die in Tabelle 9 zusammengefasst sind.

Tabelle 9:
Beraterische und therapeutische Aufgaben, die sich aus den Plänen von AgE-Ratsuchenden ergeben

Prototypische Pläne von AgE-Ratsuchenden	Inhaltliche Aufgabe des Therapeuten
Zeige, dass deine Wahrnehmungen „echt" sind	Gib Psychoedukation zu AgE und psychischen Störungen, unterscheide zwischen Wahrnehmung von Phänomenen und ihrer Erklärung.
Zeige, dass du etwas Besonderes bist	Vermittle passend zur Person und Erfahrung Forschungsstand zu Personenmerkmalen von Menschen mit AgE, insbesondere Epidemiologie, Bedeutung der Valenz, Besonderheiten der Wahrnehmung und Informationsverarbeitung und Bezug zur Inkonsistenz/Instabilität.
Vermeide belastende Emotionen	Vermittle Emotionsregulation, Hilfe bei der Integration traumatischer Erfahrungen.
Externalisiere Probleme	Leite zur Generierung und Prüfung alternativer Hypothesen für Probleme an. Vermittle Strategien der Abgrenzung und Immunisierung bei Beeinflussungserleben.
Suche nach Sinn und Bedeutung	Biete Hilfe bei der Sinnfindung und Bedeutungsgenerierung bezüglich der AgE im Kontext der Lebenssituation.

4.3.3.1 Das Erkennen ätiologischer und funktionaler Bezüge zwischen AgE und Lebenssituation bzw. Lebensgeschichte

AgE können nicht losgelöst von der Lebensgeschichte und der Lebenssituation verstanden werden

Häufig finden sich in der Lebensgeschichte von Menschen mit AgE traumatisierende Lebenserfahrungen (Irwin, 1994). Dies fördert dissoziative Prozesse und erhöht Inkonsistenzen im psychischen Geschehen, die ihrerseits wieder AgE wahrscheinlicher machen können. Die aktuelle Lebenssituation ist bei vielen Betroffenen durch teilweise ausweglos erscheinende

Klärungsorientiertes Vorgehen empfiehlt sich zum Motivationsaufbau und der Auseinandersetzung mit kognitiv-affektiven Schemata

inkonsistenzfördernde psychische, soziale oder körperliche Belastungen gekennzeichnet. Betroffene sollten diese Zusammenhänge kennen und über psychotherapeutische Angebote allgemein sowie spezifische Möglichkeiten der Traumabehandlung informiert werden und bei Bedarf ein entsprechendes Angebot erhalten.

Wenn es bei AgE-Ratsuchenden in erster Linie um die Auseinandersetzung mit den realen Bedingungen der individuellen Lebenssituation und der Lebensgeschichte geht und mögliche Bezüge zu den AgE zu entdecken sind, ist schwerpunktmäßig ein klärungsorientiertes Vorgehen (Sachse, 2003) erforderlich. Dies gilt auch, wenn sich Ratsuchende noch „diesseits des Rubikon" befinden und es inhaltlich vor allem um die Klärung des Anliegens, der Wünsche und Befürchtungen von Ratsuchenden geht, um das Abwägen und Wählen von Handlungsalternativen und um die Herausbildung einer Intention.

Klärungsorientiertes Vorgehen bei AgE:

Die Klärungsorientierte Psychotherapie nach Sachse (2003) integriert Elemente der Gesprächspsychotherapie und der Kognitiven Verhaltenstherapie. Sie zeichnet sich dadurch aus, dass die Klärung und Bearbeitung zentraler kognitiver und/oder affektiver Schemata, die das Problem mit determinieren (= kondensierte Schlussfolgerungen von Erfahrungen), angestrebt wird. Zur Klärung der Schemata selbst sind spezifische therapeutische Strategien entwickelt worden. Dies sind

- die Anleitung zur Beobachtung internaler Prozesse wie Gedanken, Gefühle, Handlungsimpulse,
- die Aktivierung kognitiver und affektiver Schemata und die darin enthaltenen Motive, Werte, Ziele, Selbstkonzepte, Beziehungskonzepte, Grundüberzeugungen, sowie
- die schrittweise „Übersetzung" eines Schemas in einen kognitiven und letztlich sprachlichen Code.

Wenn die Schemata geklärt sind, werden Methoden der kognitiven Therapie oder der Verhaltenstherapie zur Erreichung der Ziele aus der Schemaklärung eingesetzt. Aufgabe des Therapeuten bzw. der Therapeutin ist es, die entsprechenden Klärungsprozesse anzuleiten und zu unterstützen duch Interventionen wie

- Fragestellen,
- Konfrontieren und
- Explizieren.

Typische Fragen bei AgE:

- Was genau ist an dieser Erfahrung so irritierend bzw. so außergewöhnlich für Sie?
- Wie ist das für Sie, dass das Außergewöhnliche jetzt geschieht, gerade Ihnen so passiert?

- Was genau bedeutet das für Sie?
- Was genau ist so wichtig daran?

Cave: Bei den Ratsuchenden nicht das Gefühl entstehen lassen, sie müssten sich rechtfertigen, sondern verdeutlichen, dass die Art der Fragen helfen soll, die Erfahrung besser zu verstehen.

4.3.3.2 Erhöhung der Eigenkontrolle und Autonomie

Insbesondere bei spontan, ohne erkennbare Auslöser, und bei fremdinduziert auftretenden AgE, aber auch bei selbstinduzierten, die eine negativ verlaufende Eigendynamik entwickeln können, ist das Gefühl von Kontrolle häufig erheblich beeinträchtigt. Dies kann zu starken Ängsten und Irritationen führen, insbesondere dann, wenn es für das Auftreten der AgE keine befriedigende Erklärung gibt bzw. nur Erklärungen, die das Gefühl der Hilflosigkeit bestätigen (z. B. Probleme sind Folge „telepathischer Fremdbeeinflussung") und gleichzeitig immer mehr und immer häufiger Erfahrungen gemacht werden, die subjektiv als außergewöhnlich erlebt werden. Die Erklärung des eigenen Erlebens und Verhaltens aus einer paranormalen Perspektive ermöglicht den Ratsuchenden dabei kurzfristig die Reduktion von Spannungen und Inkonsistenzen (Berger, 2004) und auf diesem Wege vorübergehend die Erfüllung wichtiger Grundbedürfnisse nach Selbstwerterhöhung („die AgE sind ein Beleg dafür, dass ich außergewöhnliche Fähigkeiten habe") und Kontrolle im Leben („für das Scheitern im Leben bin ich nicht verantwortlich, Misserfolge konnten nur auftreten, weil jemand paranormal Einfluss nimmt").

Verbesserung von Selbstwirksamkeitserwartung und Kontrollerwartung

Funktionalität von AgE

AgE und paranormale Glaubenssysteme wirken *dysfunktional*, wenn sie so in das psychische Geschehen integriert werden, dass sie dazu dienen,
- Belastungen einseitig als external verursacht zu erklären (z. B. durch magische Beeinflussung, Kräfte aus dem Jenseits, negative Energien eines Heilers, paranormal begabten bösen Nachbarn),
- die Auseinandersetzung mit Alltagsanforderungen zu vermeiden (z. B. Leben dreht sich nur noch um die eigenen „außergewöhnlichen Fähigkeiten" oder um die Abwehr vermeintlicher Voodoopraktiken eines Exmannes mittels juristischer und psychologischer Gutachten).

Beratungs- und Therapieziel:
Herstellen von Bezügen zwischen
- der Funktion der AgE und
- den auslösenden und aufrechterhaltenden Lebensereignissen/-themen.

Dies setzt Bereitschaft und Motivation der Betroffenen für einen Klärungsprozess voraus, die häufig erst erarbeitet werden müssen.

Das Zurückgewinnen einer internalen Kontrollüberzeugung, die weder davon ausgeht, dass die AgE Indikatoren für eigene außergewöhnliche Fähigkeiten sind, die evtl. erfolgversprechende neue berufliche Perspektiven eröffnen könnten (z. B. Arbeit als Heiler oder Medium), noch davon, dass die AgE external durch andere Personen oder Wesenheiten mit schädlichen Absichten verursacht sind, stellt somit ein wichtiges Beratungsziel dar. Internale Kontrolle meint eine Sichtweise, die davon ausgeht, dass AgE in der Regel dann aufhören, wenn ihre meist symbolische Bedeutung oder die Funktionalität verstanden wurde und bislang vermiedene Lebensaufgaben angepackt werden. In der Regel erfordert dies eine Auseinandersetzung mit den Phänomenen in Verbindung mit der Lebensgeschichte und der aktuellen Lebenssituation.

4.4 Beziehungsgestaltung

In der Psychotherapie trägt die Qualität der Beziehung im Durchschnitt ebensoviel zum Therapieerfolg bei wie Technikvariablen (Caspar, 2007; Norcross, 2002). Dies gilt ganz besonders für Beratung und Therapie mit AgE-Betroffenen, da zum Zeitpunkt, zu dem von ihnen professionelle Hilfe gesucht wird, kaum ein Bewusstsein für mögliche Zusammenhänge zwischen der Wahrnehmung der Phänomene und dem eigenen psychischen Geschehen vorhanden ist, diese Sichtweise häufig sogar abgelehnt wird.

Negative Erfahrungen im Vorfeld, machen Beziehungsgestaltung mit AgE-Ratsuchenden besonders anspruchsvoll

Wenn ein Berater oder eine Beraterin u. U. die Sichtweise der Ratsuchenden herausfordern oder gar Probleme herausarbeiten will, tun sie gut daran, einen „Beziehungskredit" aufzubauen. Dazu kommt, dass ein Teil der Ratsuchenden mit Professionellen im psychiatrisch-psychotherapeutischen Bereich schon schlechte Erfahrungen gemacht hat, im Sinne von Unverständnis oder Pathologisierung.

Prototypische Planstruktur liefert Hinweise für Beziehungsgestaltung mit dem einzelnen AgE-Ratsuchenden

Als Grundlage für die Gestaltung der Beziehung mit AgE-Betroffenen kann wie bereits beim Problemverständnis die Plananalyse herangezogen werden. Aus der für diese Gruppe prototypischen Planstruktur (vgl. Kapitel 2.2.4.2) lassen sich Hinweise auf dahinter liegende Motive und Grundbedürfnisse finden, die im Sinne einer motivorientierten Beziehungsgestaltung berücksichtigt werden sollten.

4.4.1 Motivorientierte Beziehungsgestaltung

Das Konzept der motivorientierten Beziehungsgestaltung leitet sich aus der Plananalyse ab und basiert auf zwei Grundannahmen:

– *Annahme 1:* Personen setzen sich in Beratung und Therapie so in Beziehung, dass die Befriedigung ihrer Pläne und Grundbedürfnisse möglichst gut gelingt. Sie versuchen dabei, ihren Therapeuten oder ihre Therapeutin mit allen Mitteln, die sie haben, zu einem Verhalten zu bringen, das zu ihren positiven und Vermeidungsplänen passt. Dazu setzen sie offene und versteckte, bewusste und nichtbewusste, adaptive und maladaptive Mittel ein. Je eingeschränkter Ratsuchende sind, je weniger Verhaltensweisen seitens des Beraters oder der Beraterin reibungslos zu seinen Möglichkeiten passen, desto mehr muss sich ein Klient oder eine Klientin in einer Beratungsbeziehung von Anfang an bemühen, Therapeuten und Therapeutinnen an bedrohlichem oder sonstwie unpassendem Verhalten zu hindern und günstiges Verhalten herbeizuführen. Wenn wir als Berater und Beraterinnen dieses Verhalten gut beobachten und uns auch Fragen stellen wie

Motivorientierte Beziehungsgestaltung orientiert sich an menschlichen Grundbedürfnissen

- Welche Gefühle und Eindrücke löst der Klient oder die Klientin bei mir und anderen aus?
- Was will er oder sie bei mir und anderen erreichen, wozu will sie oder er mich und andere bringen, welche Verhaltenstendenzen auslösen?
- Welches Bild von sich versucht er oder sie mir und anderen zu vermitteln?
- Welches Bild von sich versucht er oder sie für sich selber aufrechtzuerhalten?
- Welches Verhalten von mir und anderen würde gar nicht in die Situation passen, würde schwer fallen, versucht er oder sie zu verhindern?

Wichtige Leitfragen helfen beim Entwickeln von Hypothesen

haben wir einen guten Zugang zu den wichtigsten Motiven und Plänen, die in der Beratungssituation aktiviert sind.

– *Annahme 2:* Wenn Berater und Therapeutinnen von vorneherein darauf achten, dass im Therapie- und Beratungskontext die wichtigsten zwischenmenschlichen Bedürfnisse zufrieden gestellt sind, haben sie eine gute Basis für eine inhaltliche Arbeit. Je besser Ratsuchende sich in ihren wichtigsten Motiven verstanden und unterstützt fühlen, desto weniger müssen sie sich damit beschäftigen, den Berater oder die Beraterin dazu zu bringen, desto mehr Ressourcen haben sie frei für die Beschäftigung mit Inhalten, desto mehr Kredit haben der Berater oder die Beraterin, auch wenn es darum geht, Ratsuchende zur Beschäftigung auch mit Unbequemem zu motivieren.
  Manchmal zeigen Ratsuchende ein Problemverhalten (wie z. B. defensives Verhalten, Widerstand, Jammern, ohne Punkt und Komma reden). Es zeigt an, dass der Berater oder die Beraterin zu diesem Zeitpunkt wichtige Motive zu wenig bedient. Ziel ist, durch weitestmögliche Befriedigung der Motive das Problemverhalten überflüssig zu machen: Wenn ein Ratsuchender schon bekommt, was er will, ist dem Problemverhalten die motivationale Basis entzogen.
  Besteht nicht die Gefahr, durch dieses Vorgehen das Problemverhalten zu verstärken und es damit häufiger statt seltener zu machen? Auch hin-

Hinter Problemverhalten von Ratsuchenden stecken in der Regel unproblematische Motive

ter noch so schwierigem Problemverhalten stecken letztlich akzeptable Motive. Akzeptabel bedeutet in diesem Zusammenhang, dass sie den Berater oder die Beraterin in ihrer Arbeit nicht unmäßig einschränken sollen.

Dass Berater und Beraterinnen unproblematische Motive unterstützen sollen, versteht sich von selbst. Für den Umgang mit problematischen Verhaltensweisen lassen sich aus den Annahmen zwei Prinzipien ableiten:
- *Erstes Prinzip:* Überlegen, welches akzeptable Motiv einem Problemverhalten zugrunde liegen könnte. Dazu konsultieren wir die Fallkonzeption.
- *Zweites Prinzip:* Die akzeptablen Motive von Ratsuchenden so gut befriedigen, dass problematischem Verhalten die motivationale Basis entzogen wird und dadurch Raum entsteht für die Problembearbeitung.

Der Kasten im Kapitel 4.4.2 liefert dazu konkrete Hinweise.

Aufgrund der prototypischen Planstrukturen (vgl. Kapitel 2.2.4.2) wissen wir ja schon zu Beginn einer Beratung einiges über die zentralen Pläne von Ratsuchenden mit AgE und womit wir im Gespräch möglicherweise zu rechnen haben. Abgestimmt auf den einzelnen Ratsuchenden sollte der Berater oder die Therapeutin dann so früh wie möglich im Beratungs- und Therapieverlauf Hypothesen zur Instrumentalität des Verhaltens von Ratsuchenden entwickeln und dann auf der Basis der so generierten Hypothesen das eigene Verhalten in Beratung und Therapie gestalten. Die Hypothesen sind dann im weiteren Verlauf zu prüfen und gegebenenfalls zu ändern und zu ergänzen. Auch wenn AgE-Ratsuchende in der Regel sehr bemüht sind, den Berater oder die Therapeutin davon zu überzeugen, dass die berichteten Phänomene „echt“ sind, kann dieses Verhalten ganz unterschiedlichen Zwecken dienen, z. B. um zu zeigen, dass die Phänomene „real“ sind und nicht auf Einbildung beruhen oder dass man etwas Besonderes ist und über außergewöhnliche Fähigkeiten verfügt. Das Verhalten kann aber auch dazu dienen, das Gespräch zu kontrollieren, damit der Berater oder die Therapeutin nichts „Gefährliches“ tun kann, wie z. B. die Außergewöhnlichkeit der Person und ihre Erfahrungen in Frage zu stellen, aktuelle Probleme und Belastungen anzusprechen usw.

Gleiches Verhalten kann völlig unterschiedlichen Zwecken dienen

4.4.2 Planstruktur und motivorientierte Beziehungsgestaltung

Wie nutze ich nun als Berater und Therapeutin die Planstruktur und komme zu nützlichen Handlungsanweisungen für eine gute professionelle Beziehungsgestaltung? Welches Rationale steckt dahinter? Abbildung 9 zeigt eine prototypische Planstruktur. Das konkrete Vorgehen wird im Folgenden beschrieben.

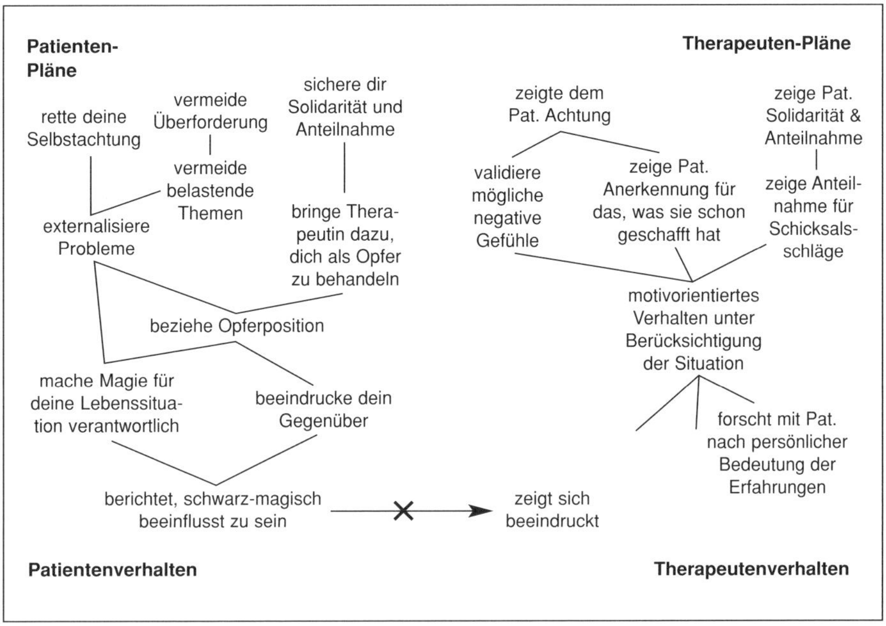

Abbildung 9:
Planstruktur und motivorientierte Beziehungsgestaltung bei Externalisierung

Als erstes müssen wir vom Verhalten von Ratsuchenden auf ihre dahinter stehenden Motive schließen. Dies wäre im o. g. Beispiel der Plan, die *Selbstachtung zu stabilisieren*, die *Auseinandersetzung mit überfordernden Themen zu vermeiden* und *sich Solidarität und Anteilnahme zu sichern*. Daraus lassen sich die passenden Therapeutenpläne ableiten, die dann als Konstruktionsregeln für konkretes therapeutisches Verhalten genutzt werden können.

Unproblematische Motive lassen sich durch Hochergehen in der Planhierarchie herausfinden

Die Frage im obigen Beispiel lautet also: Welche Motive könnten hinter dem Problemverhalten der Externalisierung stecken? Eine Hypothese könnte sein, dass die Ratsuchende die Konfrontation mit belastenden Themen vermeiden will. Weil Beratung auch die Beschäftigung mit Themen wie Versagen und Scheitern im Leben einschließen kann, würde dieser Plan den Therapeuten oder die Therapeutin übermäßig einschränken. Dies ist Anlass, nach einem instrumentell-hierarchisch höheren Motiv zu suchen. Plausibel ist, dass die Ratsuchende Überforderung vermeiden will. Möglicherweise besteht durchaus Bereitschaft, sich mit Belastungen zu beschäftigen, sofern sie sich hinreichend sicher fühlt, dass der Therapeut oder die Therapeutin sie nicht überfordern wird und sie nicht „den Anfängen wehren“ muss. Überfordern will und muss die Therapeutin natürlich nicht; mit dem Plan der Patientin „vermeide Überforderung“ ist auch die Therapeutin auf einer Motiv-Ebene angelangt, auf der sie sich komplementär einstellen kann.

Bezüglich der Externalisierung wird die Patientin plankonform alles daransetzen, die Beraterin dazu zu bringen, sie in ihrem Externalisierungs- und Magiekonzept zu bestätigen. Dass es wenig sinnvoll ist, wenn ein Berater bzw. eine Therapeutin genau dies tut und sich von den Erzählungen schlicht beeindruckt zeigt, dürfte unmittelbar einsichtig sein. Schließlich verhindert es z. B. ein Abschiednehmen von vielleicht nicht mehr erreichbaren Lebenszielen und Wünschen und die Verantwortungsübernahme für Misserfolge im Leben. Ebenso wenig erfolgreich sind zu diesem Zeitpunkt auch Versuche von Seiten des Therapeuten oder der Beraterin, das Glaubenssystem der Ratsuchenden in Frage zu stellen, da damit zu rechnen ist, dass die Ratsuchende zum Schutz ihrer wunden Punkte mit erheblichem Widerstand reagieren wird.

Welche unproblematischen Motive stehen hinter diesem Problemverhalten? Die Plananalyse legt nahe, dass die Externalisierung in diesem Fall der Selbstwerterhaltung dient. Die Frage, ob dieses Motiv die Therapeutin unverhältnismäßig einschränkt, kann wohl mit „nein" beantwortet werden. Die Therapeutin kann auf den Wunsch, die Selbstachtung zu retten eingehen und der Ratsuchenden vermitteln, dass sie ihr Solidarität, Achtung und Anteilnahme entgegenbringt. In Bezug auf den Überforderungs-Vermeidungs-Plan kann sie ihr signalisieren, dass sie negative Gefühle und belastende Themen behutsam und selbstwertschonend angehen wird (erstes Prinzip) und zwar unabhängig davon, ob sie haarsträubende Geschichten von Magie und Hexerei erzählt oder nicht (zweites Prinzip).

Motivorientierte Beziehungsgestaltung ist maßgeschneidert und mehr als bloße Empathie

Motivorientierte Beziehungsgestaltung geht dabei über eine grundsätzlich wertschätzende und empathische Grundhaltung in Therapie und Beratung hinaus, schließt diese aber selbstverständlich mit ein. Sie ist sehr spezifisch auf die individuellen Pläne von Rat- und Hilfesuchenden zugeschnitten. Dies macht sie individueller und authentischer, der Anspruch auf Wertschätzung und Empathie sind dadurch nicht einfach gut gemeinte abstrakte Forderungen, sondern werden durch das individuelle Zuschneiden auf den jeweiligen Ratsuchenden auch tatsächlich umgesetzt. Die Konzentration auf die Motive statt auf die oft spontan als problematisch empfundenen interaktionellen Besonderheiten macht die Arbeit mit Klienten und Klientinnen in Beratung und Therapie insgesamt angenehmer. Dies kommt auch den Beratenden zugute und trägt zu deren eigener Psychohygiene bei.

Im folgenden Kasten werden die wichtigsten Punkte noch einmal zusammengefasst und einige zentrale Aspekte hinzugefügt.

Vorgehen bei der motivorientierten Beziehungsgestaltung:

Lass die Ratsuchenden erkennen, dass du dich ohne Vorannahmen für die Phänomene genauso interessierst wie für die Person, die die Phänomene erlebt hat. Denke daran, dass sie evtl. in der Vorgeschichte die Erfahrung gemacht haben, dass andere übertrieben auf ihre AgE reagiert haben (idealisierend, pathologisierend, bagatellisierend) und sie evtl. gelernt haben, ihre Erfahrungen zu dramatisieren oder für sich zu behalten.

Vermeide, dich kontingent (= zeitlich unmittelbar folgend) positiv zum Problemverhalten von Ratsuchenden zu verhalten (Beispiel: Sich einer Patientin nicht nur dann besonders interessiert zuwenden, wenn sie gerade besonders dramatisierend ausgefallene AgE berichtet), sonst ist mit Verstärkung des Problemverhaltens zu rechnen.

Vermeide vor allem, Problemverhalten einmal zu verstärken und einmal nicht: Das wäre eine „intermittierende Verstärkung, die es besonders hartnäckig und „löschungsresistent" macht.

Überlege, welche unproblematischen Motive hinter dem Problemverhalten stehen könnten. *Wer in dramatisierender Art und Weise besonders viele und ausgefallene AgE berichtet, möchte vielleicht „nur" testen, ob der Therapeut ihm wirklich glaubt, sich für die Erfahrungen interessiert und sich damit auskennt. Wer ständig selbst die schwierigsten Probleme bagatellisiert, die beim Berichten über die AgE auffallen, möchte vielleicht verhindern, dass die Therapeutin nicht mehr auf die AgE, sondern nur noch auf die Probleme eingeht und ihn dadurch evtl. mit stark belastenden Themen überfordert.*

Wenn du nur auf problematische Motive stößt, frage dich, ob diese nicht Mittel für noch weiter übergeordnete Motive sein könnten: Schließlich gelangt man so auf der Ebene der allgemein menschlichen Bedürfnisse an, die per Definitionen unproblematisch sind. Weil sie aber gleichzeitig sehr unspezifisch und abstrakt sind, ist die höchste Ebene keine optimale Basis für motivorientierte Beziehungsgestaltung: Therapeuten sollten sich auf Motive beziehen, die schon so hoch stehen, dass sie im Sinne der dargestellten Logik unproblematisch sind, aber noch so konkret, dass der Therapeut sie für eine individuelle Beziehungsplanung nutzen kann.

Wenn du unproblematische Motive hypothetisch erkannt hast, versuche sie „abzusättigen": Der Patient oder die Ratsuchende hat dann keinen Grund mehr für Problemverhalten *(z. B. das Gespräch kontrollieren durch das Vermeiden belastender Themen und das Ausweichen in inflationäres Berichten von AgE),* er/sie hat ja schon, was er/sie (oft unbewusst!) will *(z. B. wenn der Therapeut den Patienten dadurch Kontrolle gibt, indem er ihn/sie bittet, darauf zu achten, dass mögliche belastende Themen wie z. B. Traumatisierungen in der Lebensgeschichte nur mit Zustimmung der Ratsuchenden und in deren Tempo angegangen werden).*

Suche die „individuell wertvollste Währung", dann brauchst du am wenigsten davon *(Beispiel: von Wertschätzung und Anerkennung für ihre außergewöhnlichen Fähigkeiten brauchen AgE-Ratsuchende, die mit wichtigen Lebensplänen gescheitert sind und Schicksalsschläge hinter sich haben, unendlich viel: Die Anerkennung reicht aber nicht aus, weil sie an das Demonstrieren von außergewöhnlichen Fähigkeiten gekoppelt ist, während die Ratsuchenden eigentlich echtes, authentisches Interesse für ihre ganze Person mit allen negativen und belastenden Aspekten wollen. Wenn man dieses aktiv auf sie zuträgt, braucht es davon viel weniger).*

Wende diese sog. „motivorientierte Beziehungsgestaltung" konsequent an und missverstehe sie nicht als einfachen Trick: Sie muss auf einem guten Verständnis individueller Motive beruhen, um erfolgreich zu sein.

Freue dich darüber, dass es auch dir selbst besser geht, wenn du dich auf die akzeptablen Motive konzentrierst (ohne dabei das Problemverhalten zu vergessen).

Grundsätzlich ist die motivorientierte Beziehungsgestaltung auf das Individuum zugeschnitten. Wo Ähnlichkeiten in den Motiven und/oder Verhaltensweisen bestehen, z. B. zwischen Patienten und Patientinnen mit einer bestimmten psychischen Störung oder eben bei Ratsuchenden mit AgE, können diese für allgemeinere Regeln genutzt werden, d. h. es muss nicht alles am einzelnen Ratsuchenden oder an der einzelnen Patientin „erfunden" werden. Dies macht das Vorgehen ökonomischer.

Individuelle Fallkonzeption und prototypische Plananalyse sind Grundlagen der Behandlungsplanung

Idealerweise ist ein Berater oder eine Beraterin in der Lage, sowohl schnell und ökonomisch Erfahrungswerte zu verwenden und daraus abgeleitet Regeln zu nutzen als auch aus einer individuellen Fallkonzeption mit oder ohne Plananalyse auf das Individuelle, Besondere einzugehen.

Welches beraterische und therapeutische Verhalten sich motivorientiert auf die verschiedenen Pläne von Menschen mit AgE beziehen kann, zeigt Tabelle 10. Darin finden sich fallübergreifend die beschriebenen fünf empirisch gefundenen prototypischen Pläne von AgE-Ratsuchenden, sowie die dahinterstehenden möglichen Ziele und Motive und exemplarisch dazu passende motivorientierte Verhaltensweisen. Selbstverständlich sind auch andere Verhaltensweisen und andere Zuordnungen zwischen konkreten Verhaltensweisen und Plänen denkbar, die im Rahmen einer individuellen Plananalyse erschlossen werden können.

Tabelle 10:
Beispiele für eine motivorientierte Beziehungsgestaltung in der AgE-Beratung und Therapie

Prototypische Pläne von AgE-Ratsuchenden	Übergeordnete Ziele und Motive von AgE-Ratsuchenden	Aufgaben des Therapeuten in der motivorientierten Beziehungsgestaltung
Zeige, dass deine Wahrnehmungen „echt" sind	– sorge dafür, dass du ernst genommen, nicht für verrückt gehalten wirst – zeige, dass du etwas Besonderes erlebt hast, besondere Fähigkeiten hast – bestimme das Gespräch – zeige, dass du weißt, wovon du redest, zeige dich als Experte	– zeige, dass du deinem Gegenüber glaubst und ihn/sie ernst nimmst – bestätige *generelles* Vorkommen und damit Echtheit und grundsätzliche Belegbarkeit von Anomalien (was aber nicht eins zu eins auf den Einzelfall übertragbar ist!) – zeige deinem Gegenüber, dass im Gespräch nichts ohne seine Zustimmung geschieht – gib Schilderung der individuellen Erfahrung Raum – bestätige Bedeutung subjektiver Evidenz
Zeige, dass du etwas Besonderes bist	– mache dich interessant – gib dir ein gutes Selbstwertgefühl – suche Bestätigung und Bewunderung	– zeige Interesse für Person und Erfahrung – zeige AgE-unabhängige Anerkennung und Wertschätzung und teile dem Ratsuchenden mit, dass AgE i. d. R. in außergewöhnlichen (Lebens-)Situationen auftreten und für die Betroffenen eine außergewöhnliche Bedeutung haben können, die es zu entschlüsseln gilt – zeige Interesse an Ratsuchenden unabhängig von AgE
Vermeide belastende Emotionen	– behalte Kontrolle über dein Leben – schütze dich vor überwältigenden Gefühlen – zeige, dass du dein Leben trotz schwieriger Umstände gut meisterst	– sei transparent in deinem Vorgehen und signalisiere, dass du die Grenzen respektierst – biete Präsenz und Unterstützung falls belastende Themen auftauchen und versichere, dass Kontrolle bzgl. Tempo und Zeitpunkt beim Ratsuchenden liegt – zeige Anerkennung für Fähigkeit trotz widriger Umstände zurechtzukommen
Externalisiere Probleme	– schütze deinen Selbstwert – reduziere innere Spannungen	– zeige Anerkennung und Wertschätzung, auch wenn Misserfolge, Fehler und Scheitern berichtet werden – vermittle, dass die Suche nach externalen Gründen für Erlebnisse nachvollziehbar ist, biete gleichzeitig Hilfe an, internale Perpektive herzustellen als Voraussetzung für langfristige Inkonsistenzreduktion
Suche nach Sinn und Bedeutung	– versuche Schicksalsschläge erträglich zu machen – versuche irritierende AgE einzuordnen – finde Halt und Sicherheit im Leben, stabilisiere dein Leben	– zeige Mitgefühl, Wertschätzung und Anerkennung für Lebensleistung – validiere Wunsch AgE zu verstehen – betone Wichtigkeit von Sinnfindung und Bedeutungsgenerierung als via regia zum Verständnis der Phänomene – biete Unterstützung bei Sinnfindung und Bedeutungsgenerierung

5 Wirksamkeit

Die Erforschung der Wirksamkeit von Interventionen bei Menschen, die AgE berichten und deswegen Rat und Hilfe suchen steht noch ganz am Anfang. Dies hat mehrere Gründe. Zum einen wurden AgE in der Vergangenheit kaum eine eigenständige Bedeutung in der psychosozialen und medizinischen Versorgung eingeräumt. Zum anderen wurden Menschen, die hierzu Informationen sowie Rat und Hilfe suchten, häufig pathologisiert oder nicht ernst genommen. Diese Aspekte haben die Entwicklung angemessener Beratungs- und Therapiekonzepte erschwert. Einzelne Ansätze entstanden in der Praxis, wurden dort aber nicht weiter ausgearbeitet und evaluiert. Erschwerend kommt hinzu, dass AgE-Betroffene häufig kein klares Problem oder einen Leidensdruck haben, deren Beseitigung leichter zu messen sind. Ähnliche Probleme sind aus dem Bereich der Selbsterfahrung bekannt, wo es notorisch schwierig ist, Wirksamkeitsforschung zu betreiben. Dennoch sind AgE-Ratsuchende häufig recht belastet, was von ihnen so auch angegeben wird und das kann dann auch evaluiert werden. Im Jahre 2000 (Kühn, 2001) wurde eine systematische Evaluation der Beratung am Institut für Grenzgebiete der Psychologie und Psychohygiene e. V. (IGPP) mittels Fragebogen durchgeführt. Darin wurde neben der Zufriedenheit vor allem danach gefragt, ob und inwieweit die Erwartungen an die Beratung erfüllt wurden, ob es nach der Beratung Veränderungen gegeben hat, wie diese bewertet und worauf sie zurückgeführt werden.

Fehlen von klaren Problemen oder Störungen machen Evaluation schwierig

Zur Erfassung der Strukturqualität wurde in erster Linie die Methode der Detailbefragung eingesetzt. So wurde beispielsweise danach gefragt, ob die Beratungsräume leicht zu finden waren, ob den Klienten und Klientinnen die Einrichtung der Beratungsräume gefallen hat und wie gut die Berater und Beraterinnen telefonisch erreichbar waren. Zur Erfassung des Qualitätsurteils hinsichtlich der Prozessebene wurde ein Schema eingesetzt, das einerseits nach den Erwartungen der Klienten und Klientinnen fragt (Beispiel: *„Wie viele Anregungen zum Nachdenken haben Sie von dem Berater/der Beraterin erwartet?“*) und gleich darauf nach der subjektiven Wahrnehmung des Beratungsgeschehens (Beispiel: *„Wie viele Anregungen zum Nachdenken hat der Berater/die Beraterin Ihnen gegeben?“*). Operationalisiert wurde das Qualitätsurteil über die Differenz zwischen Wahrnehmung und Erwartung. Es wurden auch globale Qualitätsindikatoren erhoben. Dazu wurde auf Fragen des ZUF-8-Fragebogens (Schmidt, Lamprecht & Wittmann, 1989) zurückgegriffen, die für den Kontext des Beratungsangebots des IGPP entsprechend modifiziert wurden. Gefragt wurde danach, wie die Klienten und Klientinnen die Qualität des Beratungsangebots insgesamt einschätzen, ob sie, wenn sie wieder in einer ähnlichen Situation wären, noch einmal den Kontakt zum IGPP aufnehmen würden und ob sie anderen Menschen mit AgE das Beratungsangebot des IGPP weiter empfehlen würden.

Zur Beurteilung der Effekte der Beratung aus Sicht der Klienten und Klientinnen wurde ein zweistufiges Vorgehen gewählt. Zuerst wurde hinsichtlich verschiedener Dimensionen nach Veränderungen gefragt (Beispiel: *„Im Vergleich zum Zeitpunkt direkt vor den Informations- bzw. Beratungskontakten kann ich gegenwärtig meine außergewöhnlichen Erfahrungen besser bzw. schlechter verstehen"*). Die Fragen orientierten sich an den Zielen der Beratung, wie sie in Kapitel 4.3 beschrieben sind und konnten auf einer siebenstufigen Skala bewertet werden. In einem zweiten Schritt wurde dann danach gefragt, ob diese zuvor genannten Veränderungen in Verbindung mit den Kontakten zum IGPP gebracht werden, d. h. in wie weit diese auf die Beratung attribuiert werden (Beispiel: *„Wenn sich in diesem Bereich etwas verändert hat, inwieweit bringen Sie diese Veränderung in Verbindung mit den Kontakten zu unserem Institut?"*). Als Antwort konnte auf einer fünfstufigen Skala ein Wert zwischen „sehr" und „gar nicht" angekreuzt werden. Die Formulierung der Fragen orientierte sich dabei am Fragebogen zur Veränderung des Erlebens und Verhaltens (VEV) von Zielke und Kopf-Mehnert (1978) und wurde an die Spezifika der AgE-Beratung adaptiert.

Ratsuchende sind mit der AgE-Beratung und den erreichten Veränderungen zufrieden

Die Ergebnisse sind insgesamt sehr ermutigend, was die Einschätzung der Zufriedenheit und der Veränderung durch die Beratung angeht. Gleichzeitig wurde deutlich, wie wichtig ein klinisch fundiertes Beratungskonzept ist. So geben rund zwei Drittel aller Teilnehmer und Teilnehmerinnen der Nachbefragung an, zu Beratungsbeginn ziemlich stark bis sehr stark durch AgE belastet zu sein. Auch Belastungen aufgrund privater und familiärer Probleme bzw. psychischer Probleme spielten eine wichtige Rolle, wobei die Belastungen aufgrund psychischer Probleme mit $r = 0{,}3$ am stärksten mit den Belastungen aufgrund außergewöhnlicher Erfahrungen korrelierten.

Hinsichtlich der Beratungsziele äußern viele Klienten und Klientinnen den Wunsch nach einer „Diagnose" der AgE bzw. nach einer Begutachtung. Weitere wichtige Anliegen sind die Vermittlung von Kontakten zu anderen Betroffenen und ein Training bzw. eine Verbesserung ihrer „außergewöhnlichen Fähigkeiten". Beides sind Leistungen, die das IGPP nicht erbringt, so dass die Ratsuchenden dann häufig enttäuscht werden müssen. Von den vier wichtigsten Zielen psychosozialer Beratung – Klärung, Bewältigung, Ressourcenaktivierung und Entlastung – werden an erster Stelle Klärung, d. h. bisher implizite Bedeutungen von AgE im Kontext der Lebensgeschichte und -situation sollen explizit und der bewussten Reflexion zugänglich gemacht werden, und Ressourcenaktivierung im Sinne eines Aufbaus von Handlungsmöglichkeiten zum besseren Umgang mit AgE gewünscht.

Klärung ist für viele Ratsuchende das wichtigste Ziel

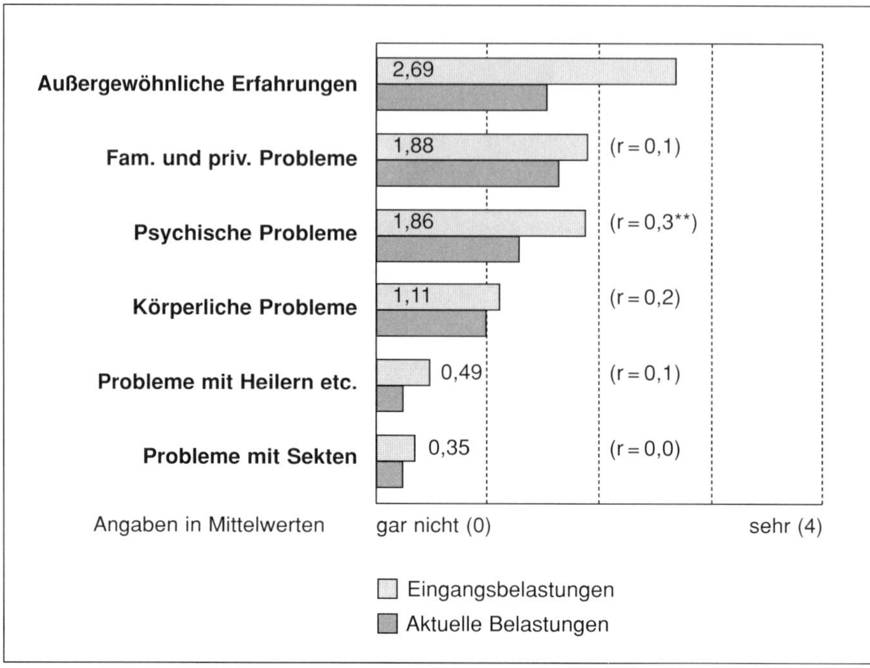

Abbildung 10:
Vergleich der Belastung beim Erstkontakt und bei der Nachbefragung (N = 185)

In Hinblick auf das beraterische Vorgehen werden besonders „Informationen und Erklärungen", „Empfehlungen und Ratschläge" und „Anerkennung und Anteilnahme" von den Klienten und Klientinnen verlangt. Weniger wird dagegen der Einsatz konfrontativer Techniken wie beispielsweise das „Äußern entgegengesetzter Auffassungen oder kritische Rückmeldungen" gewünscht.

Positive Veränderungen werden vor allen Dingen der AgE-Beratung zugeschrieben

Im Durchschnitt fielen über alle Ratsuchenden hinweg die Veränderungen deutlich positiv aus. Vor allem in folgenden Bereichen kam es nach Angaben der Klienten und Klientinnen zu bedeutsamen Änderungen

- Ressourcenaktivierung (… kann besser mit AgE umgehen …),
- Klärung (… kann AgE besser verstehen …),
- Bezug zur Lebenssituation und -geschichte (… kann Zusammenhänge erkennen …),
- Entlastung (… fühle mich weniger belastet …),
- Beratung vor Ort (… fällt mir leichter Beratung in der Nähe in Anspruch zu nehmen …).

Jene Veränderungen, die von den Ratsuchenden auf die Beratung attribuiert wurden, fielen dabei signifikant positiver aus als jene, die nicht auf die Beratung attribuiert wurden. Auch wenn die interne Validität der Ergebnisse hinsichtlich der Effekte bzw. Wirksamkeit der Beratung vor dem Hintergrund der gewählten Methodik als nicht gesichert betrachtet werden muss, gibt es doch Hinweise für die Effektivität der Beratung.

Gerade bei der beschriebenen Thematik kann es schon als Erfolg bezeichnet werden, wenn durch die Beratung die Motivation von Ratsuchenden gefördert wurde, sich mit ihren AgE auseinanderzusetzen, einen Bezug zur eigenen Lebenssituation und -geschichte herzustellen, die Motivation für eine weitergehende psychotherapeutische Behandlung geschaffen wird und die Befragten sich subjektiv weniger belastet fühlen.

6 Weiterführende Literatur

Bauer, E. & Schetsche, M. (Hrsg.). (2003). *Alltägliche Wunder. Erfahrungen mit dem Übersinnlichen – wissenschaftliche Befunde*. Würzburg: Ergon.

Broderick, D. (2007). *Outside the gates of science: Why It's Time for the Paranormal to Come in from the Cold: And Other Explorations of the Paranormal*. New York: Thunder's Mouth Press.

Cardeña, E., Lynn, S. J. & Krippner, S. (Eds.). (2000). *Varieties of Anomalous Experience: Examining the Scientific Evidence*. Washington, DC: American Psychological Association.

Irwin, H. & Watt, C. (2007). *An Introduction to Parapsychology*. Jefferson, NC: McFarland & Co, Inc.

Jahn, R. & Dunne, B. (2006). *An den Rändern des Realen. Über die Rolle des Bewusstseins in der physikalischen Welt*. Altkirchen: M-TEC Verlag.

7 Literatur

Al-Issa, I. (1995). The illusion of reality or the reality of illusion. Hallucinations and culture. *The British Journal of Psychiatry, 166,* 368–373.

Alvarado, C. S. (2000). Out-of-Body Experiences. In E. Cardeña, S. J. Lynn & S. Krippner (Eds.), *Varieties of anomalous experience: Examining the scientific evidence* (pp. 183–218). Washington, DC: American Psychological Association.

Andrews, L & Lester, D. (1998). Manic depressive tendencies and belief in life after death. *Psychological Reports, 82* (3), 1114.

Atmanspacher, H. Primas, H. & Wertenschlag-Birkhäuser, E. (Hrsg.). (1995). *Der Pauli-Jung-Dialog und seine Bedeutung für die moderne Wissenschaft*. Berlin Heidelberg: Springer.

Atmanspacher, H., Römer, H. & Walach, H. (2002). Weak quantum theory: Complementarity and entanglement in physics and beyond. *Foundations of Physics, 32,* 379–406.

Atmanspacher, H. & Fach, W. (2005). Akategorialität als mentale Instabilität. In W. Belschner, H. Piron & H. Walach (Hrsg.), *Psychologie des Bewusstseins,* Band 1 (S. 74–115). Münster: LIT-Verlag.

Bainbridge, W. S. (1987). Chariots of the gullible. *The Skeptical Inquirer, 3* (2), 33–48.

Bauer, E. (1989). Begriffe und Methoden der parapsychologischen Forschung. *Zeitschrift für Parapsychologie und Grenzgebiete der Psychologie, 31,* 274–277.

Beck, A. & Miller, J. (2001). Erosion of belief and disbelief: Effects of religiosity and negative affect on beliefs in the paranormal and supernatural. *The Journal of Social Psychology, 14,* 277–287.

Belz, M. & Fach, W. (in print). Reflections on counseling and therapy for individuals reporting exceptional experiences. In W. H. Kramer, E. Bauer & G. H. Hövelmann (Eds.). *Clinical Aspects of Parapsychology*. Utrecht: Stichting Het Johan Borgman Fond.

Belz-Merk, M. (2000). Counseling and therapy for people who claim exceptional experiences. *Journal of Parapsychology, 64,* 238–239.

Belz-Merk, M. (2002). *Beratung und Hilfe für Menschen mit außergewöhnlichen* Erfahrungen. Unveröffentlichter Abschlussbericht, Albert-Ludwigs-Universität Freiburg.

Belz-Merk, M. & Fach, W. (2005). Beratung und Hilfe für Menschen mit Aussergewöhnlichen Erfahrungen. *Psychotherapie, Psychosomatik, Medizinische Psychologie 55,* 256–265.

Benassi, V. A., Sweeney, P. D. & Drevno, G. E. (1979). Mind over matter: Perceived success at psychokinesis. *Journal of Personality and Social Psychology, 37,* 1377–1386.

Bender, H. (1958/59). Mediumistische Psychosen. Ein Beitrag zur Pathologie spiritistischer Praktiken. *Zeitschrift für Parapsychologie und Grenzgebiete der Psychologie, 2,* 173–201.

Bentall, R. P. (2000). Hallucinatory experiences. In E. Cardeña, S. J. Lynn & S. Krippner (Eds.), *Varieties of anomalous experience: Examining the scientific evidence* (pp. 85–120). Washington, DC: American Psychological Association.

Bentall, R. P., Kinderman, P. & Kaney, S. (1994). The self, attributional processes and abnormal beliefs: Towards a model of persecutory delusions. *Behaviour Research and Therapy, 32,* 331–341.

Berenbaum, H., Kerns, J. & Raghavan, C. (2000). Anomalous experiences, peculiarity, and psychopathology. In E. Cardeña, S. J. Lynn & S. Krippner (Eds.), *Varieties of anomalous experience: Examining the scientific evidence* (pp. 25–46). Washington, DC: American Psychological Association.

Berger, T. (2004). *Aussergewöhnliche Erfahrungen und Emotionsregulationsprozesse*. Unveröffentlichtes Manuskript. Universität Freiburg.

Blackmore, S. J. (1994). Are women more sheepish? Gender differences in belief in the paranormal. In L. Coley & R. A. White (Eds.), *Women and parapsychology*. New York: Parapsychology Foundation.

Blackmore, S. J. (1997). Probability misjudgement and belief in the paranormal: A newspaper survey. *British Journal of Psychology, 88,* 683–689

Broad, C. D. (1953). The relevance of psychical research to philosophy. In J. Ludwig (Ed.), *Philosophy and parapsychology* (pp. 43–64). Buffalo: Prometheus.

Broughton, R. S. (1991). *Parapsychology: the controversial science*. New York: Ballantine Books.

Brugger, P. (2006). Ich seh etwas, was du nicht siehst. *Psychologie Heute, 9,* 38–43.

Brugger, P., Regard, M. & Landis, T. (1991). Belief in extrasensory perception and illusory control: A replication. *Journal of Psychology, 125,* 501–502.

Caspar, F. (2007). *Beziehungen und Probleme verstehen. Eine Einführung in die psychotherapeutische Plananalyse.* Bern: Huber.

Coelho, C., Tierney, I. & Lamont, P. (2008). Contacts by Distressed Individuals to UK Parapsychology and Anomalons Experience Academic Research Units – A Retrospective Survey Looking to the Future. *European Journal of Parapsychology, 23,* 31–59.

Dessoir, M. (1889). Die Parapsychologie. *Sphinx, 7,* 341–344.

Dilling, H., Mombour, W. & Schmidt, M. H. (2006). *Internationale Klassifikation psychischer Störungen. ICD-10 Kapitel V (F). Diagnostische Kriterien für Forschung und Praxis.* Bern: Huber.

Dittrich, A. (1996). *Ätiologie-unabhängige Strukturen veränderter Wachbewusstseinszustände. Ergebnisse empirischer Untersuchungen über Halluzinogene I. und II. Ordnung, sensorische Deprivation, hypnagoge Zustände, hypnotische Verfahren sowie Reizüberflutung.* Berlin: Verlag für Wissenschaft und Bildung.

Dudley, R. & Whisnand, E. (2000). Paranormal belief and attributional style. *Psychological Reports, 86,* 863–864.

Eells, T. (2007). *Handbook of psychotherapy case formulation* (2nd ed.). New York: Guilford.

Fach, W. (2006). Formenkreise Außergewöhnlicher Erfahrungen. In D. Vaitl (Hrsg.), *Tätigkeitsbericht 2004–2005* (S. 50–51). Freiburg: Institut für Grenzgebiete der Psychologie und Psychohygiene e. V.

Fach, W. (2007). *A Psychophysical Approach to Extraordinary Experiences.* 1st International Expert-Meeting on Clincial Parapsychology, The Netherlands, May 31st–June 3rd, 2007.

Fach, W. & Atmanspacher, H. (2006). Außergewöhnliche Erfahrungen und Psychodynamik. In D. Vaitl (Hrsg.), *Tätigkeitsbericht 2004–2005* (S. 54–55). Freiburg: Institut für Grenzgebiete der Psychologie und Psychohygiene e. V.

Folley, B. & Park, S. (2005). Verbal creativity and schizotypal personality in relation to prefrontal hemispheric laterality: A behavioral and near-infrared optical imaging study. *Schizophrenia Research, 80* (2–3), 271–282.

French, C. C. (1992). Factors underlying belief in the paranormal: do sheep and goats think differently? *The Psychologist, 5,* 295–299.

Fries, A. & Grawe, K. (2006). Inkonsistenz und psychische Gesundheit: Eine Metaanalyse. *Zeitschrift für Psychiatrie, Psychologie und Psychotherapie, 2,* 133–148.

Frischholz, E. J., Lipman, L. S., Braun, B. G. & Sachs, R. G. (1992). Psychopathology, hypnotizability, and dissociation. *The American Journal of Psychiatry, 149* (11), 1521–1525.

Fydrich, T., Laireiter, A. R., Saile, H. & Engberding, M. (1996). Diagnostik und Evaluation in der Psychotherapie: Empfehlungen zur Standardisierung. *Zeitschrift für Klinische Psychologie, 25* (2), 161–168.

Gallagher, C., Kumar, V. K. & Pekala, R. J. (1994). The Anomalous Experiences Inventory: Reliability and validity. *Journal of Parapsychology, 58,* 402–428.

Gianotti, L. (2003). *Brain electric fields, belief in the paranormal, and reading of emotion words.* Dissertation Universität Zürich.

Goulding, A. (2004). Schizotypy models in relation to subjective health and paranormal beliefs and experiences. *Personality and Individual Differences, 37* (1), 157–167.

Goulding, A. & Parker, A. (2001). Finding psi in the paranormal: Psychometric measures used in research on paranormal beliefs/experiences and in research on psi-ability. *European Journal of Parapsychology, 16,* 73–101.

Grawe, K. (1998). *Psychologische Therapie.* Göttingen: Hogrefe.
Grawe, K. (2004). *Neuropsychotherapie.* Göttingen: Hogrefe.
Greyson, B. (2000). Near-Death-Experiences. In E. Cardeña, S.J. Lynn & S. Krippner (Hrsg.), *Varieties of anomalous experience: Examining the scientific evidence* (pp. 315–352). Washington, DC: American Psychological Association.
Groth-Marnat, G. & Pedgen, J.-A. (1998). Personality correlates of paranormal belief: Locus of control and sensation seeking. *Social Behavior and Personality, 26* (3), 291–296.
Haraldsson, E. & Houtkooper, J. (1996). Traditional Christian beliefs, spiritualism, and the paranormal: An Icelandic-American comparison. *International Journal for the Psychology of Religion, 6,* 51–64.
Haraldsson, E. & Houtkooper, J.M. (1991). Psychic Experiences in the Multi-National Human Values Study. *Journal of the American Society for Psychical Research, 85* (2), 145–165.
Harary, K. (1993). Clinical approaches to reported psi experiences: The research implications. In L. Coly & J.D.S. McMahon (Eds.) *Proceedings of an International conference. Psi and Clinical Practice* (pp. 20–42). New York, NY: Parapsychology foundation Inc.
Hastings, A. (1983). A counselling approach to parapsychological experience. *Journal of Transpersonal Psychology, 15,* 143–166.
Hartmann, E. (1991). *Boundaries in the mind: A new psychology of personality.* New York: Basic Books.
Hergovich, A. (2003). Field dependence, suggestibility and belief in paranormal phenomena. *Personality and Individual Differences, 34,* 195–209.
Hilgard, E.R. (1994). Neodissociation theory. In S.J. Lynn & J.W. Rhue (Eds.), *Dissociation – Clinical and theoretical perspectives* (pp. 32–51). New York: Guilford.
Hilgard, J.R. (1974). Imaginative involvement: Some characteristics of thc highly hypnotizable and non-hypnotizeable. *International Journal of Clinical and Experimental Hypnosis, 22,* 138–156.
Hofmann, L. & Wiedemer, A. (1997). Ein Dokumentationssystem für außergewöhnliche Erfahrungen (DAE). *Zeitschrift für Parapsychologie und Grenzgebiete der Psychologie, 39,* 147–182.
Honig, A., Romme, M.A.J., Ensik, B.J., Escher, S.D.M.A.C., Pennings, M.H.A. & Devires, W.M. (1998). Auditory hallucinations: A comparison between patients and non patients. *Journal of Nervous and Mental Disease, 186,* 646–651.
Irwin, H.J. (1993). Belief in the paranormal: A review of the empirical literature. *Journal of the American Society for Psychical Research, 87* (1), 1–39.
Irwin, H.J. (1994). Childhood trauma and the origins of paranormal belief: A constructive replication. *Psychological Reports, 74,* 107–111.
Irwin, H.J. (1999). An introduction to Parapsychology (3rd ed.). Jefferson, NC: McFarland & Company.
Irwin, H.J. (2000). Belief in the Paranormal and a Sense of Control over Life. *European Journal of Parapsychology, 15,* 68–78.
Irwin, H. & Green, M. (1998). Schizotypal Processes and Belief in the Paranormal: A Multidimensional Study. *European Journal of Parapsychology, 14,* 1–15.
Jackson, M. (1997). Benign schizotypy? The case of spiritual experience. In G. Claridge (Ed.), *Schizotypy: Implications for Illness and Health* (pp. 227–250). Oxford: Oxford University Press.
Jacobi, F., Hoyer, J. & Wittchen, H.-U. (2004). Seelische Gesundheit in Ost und West: Analysen auf der Grundlage des Bundesgesundheitssurveys. *Zeitschrift für Klinische Psychologie und Psychotherapie, 33* (4), 251–260.

Janet, P. (1901). *The mental state of hystericals*. New York: Putnam.
Jawer, M. (2006) Environmental Sensitivity: Inquiry Into a Possible Link with Apparitional Experience. *Journal of the Society for Psychical Research, 70* (882), 25–47.
Johnston, J., De Groot, H. & Spanos, N. (1995). The structure of paranormal belief: A factor-analytic investigation. *Imagination, Cognition & Personality, 14,* 165–174.
Jones, W. H., Russell, D. W. & Nickel, T. W. (1977). Belief in the Paranormal Scale: An objective instrument to measure beliefs in magical phenomena and causes. *Journal Supplement Abstract Service, Catalog of Selected Documents in Psychology, 7,* 100 (Ms No. 1577).
Jung, C. G. (1971), *Gesammelte Werke, Bd. 8.* Olten: Walter.
Jung, C. G. (1984). Theoretische Überlegungen zum Wesen des Psychischen. In H. Barz, U. Baumgardt, R. Blomeyer, H. Dieckmann, H. Remmler & T. Seifert (Eds.), *Archetyp und Unbewusstes. Grundwerk Band 2.* Olten: Walter.
Kennedy, E. (2006). Personality and Motivations to believe, misbelieve, and disbelieve in paranormal Phenomena. *Journal of Parapsychology*. Version of 11/05/2006 http://www.jeksite.org/psi/motivation.pdf.
Kennedy, E. & Kanthamani, H. (1995). An exploratory study of the effects of paranormal and spiritual experiences on peoples' lives and well-being. *Journal of the American Society for Psychical Research, 89,* 249–264.
Kinderman, P. & Bentall, R. P. (1996). Self-discrepancies and persecutory delusions: Evidence for a defensive model of paranoid ideation. *Journal of Abnormal Psychology, 105,* 106–114.
Knox, S. & Hill, C. E. (2003). Therapist self-disclosure: Research-based suggestions for practitioners. *Journal of Clinical Psychology, 59* (5), 529–539.
Kohls, N. B. (2004). *Außergewöhnliche Erfahrungen – Blinder Fleck der Psychologie? Eine Auseinandersetzung mit außergewöhnlichen Erfahrungen und ihrem Zusammenhang mit geistiger Gesundheit.* Reihe: Psychologie des Bewusstseins. Münster: LIT Verlag.
Kramer, W. H. (1993). Recent Experiences with Psi Counseling in Holland. In L. Coly & J. D. S. McMahon (Eds.), *Psi and Clinical Practice* (pp. 124–144). New York: Parapsychological Foundation.
Krippner, S. & Achterberg, J. (2000). Anomalous Healing Experiences. In E. Cardeña, S. J. Lynn & S. Krippner (Eds.), *Varieties of anomalous experience: Examining the scientific evidence* (pp. 353–395). Washington, DC: American Psychological Association.
Kühn, S. (2001). *Entwicklung eines Erhebungsinstruments zur Evaluation psychologischer Beratung aus Sicht der Klienten.* Unveröffentlichte Diplomarbeit, Albert-Ludwigs-Universität Freiburg.
Kuhl, J. (2001). *Motivation und Persönlichkeit. Interaktionen psychischer Systeme.* Göttingen: Hogrefe.
Kumar, V. K., Pekala, R. J. & Cummings, J. (1993). Sensation seeking, drug use and reported paranormal beliefs and experiences. *Personality and Individual Differences, 14,* 685–691.
LaBerge, S. & Gackenbach, J. (2000). Lucid Dreaming. In E. Cardeña, S. J. Lynn & S. Krippner (Eds.), *Varieties of anomalous experience: Examining the scientific evidence* (pp. 151–182). Washington, DC: American Psychological Association.
Lawrence, A. R. (1998). *Modelling the causes and the consequences of paranormal belief and experience.* Unpublished dissertation, University of Edinburgh.
Lester, D. (1993). Paranormal beliefs and psychoticism. *Personality and Individual Differences, 14,* 739.

Lucadou, W. v. (1995). *Psyche und Chaos. Theorien der Parapsychologie*. Frankfurt: Insel.
Lucadou, W. v. (2001). Hans in Luck: The currency of evidence in parapsychology. *Journal of Parapsychology, 65,* 3–16.
Lucadou, W. v. & Poser, M. (1997). *Geister sind auch nur Menschen – Was steckt hinter okkulten Erlebnissen*. Freiburg: Herder.
Lucadou, W., Römer, H. & Walach, H. (2007). Synchronistic phenomena as entanglement correlations in generalized quantum theory. *Journal of Consiousness Studies,* Vol. 14 (4), 50–74.
Lynn, S. J. & Rhue, J. (1987). Hypnosis, imagination and fantasy. *Journal of Mental Imagery, 11* (2), 101–111.
Maher, B. A. (1988). Anomalous experience and delusional thinking: The logic of explanations. In T. F. Oltmanns & B. A. Maher (Eds.), *Delusional Beliefs* (pp. 15–33). New York: Wiley.
McCreery, C. & Claridge, G. S. (2002). Healthy schizotypy: The case of out-of-the-body experiences. *Personality and Individual Differences, 32,* 141–154.
Meehl, P. E. (1990). Toward an integrated theory of schizotaxia, schizotypy, and schizophrenia. *Journal of Personality Disorders, 4,* 1–99.
Metzinger, T. (1993). *Subjekt und Selbstmodell: die Perspektivität phänomenalen Bewusstseins vor dem Hintergrund einer naturalistischen Theorie mentaler Repräsentation.* Paderborn: Schöningh.
Mischo, J. (1996). Der Glaube an parapsychische Phänomene. Schizotypische Muster im Denken und Verhalten? *TW Neurologie Psychiatrie, 10,* 266–272.
Mitchell, T. W. (1922). *Medical psychology and psychical research.* New York: Dutton.
Morris, R. L. (1982). An updated survey of methods and issues in ESP research. In S. Krippner (Ed.). *Advances in Parapsychological Research* 3 (pp. 5–40). New York: Plenum Press.
Morrison, A. P. & Peterson, T. (2003). Trauma, metacognition and predisposition to hallucinations in non-patients. *Behavioural and Cognitive Psychotherapy, 31,* 235–246.
Müller, K. E. (2004). *Der sechste Sinn. Ethnologische Studien zu Phänomenen der außersinnlichen Wahrnehmung.* Bielefeld: transcript Verlag.
Neppe, V. (1992). Anomalous experience and psychopathology. In B. Shapin & L. Coly (Eds.), *Spontaneous psi, depth psychology and parapsychology* (pp. 136–180). New York: Parapsychology Foundation.
Newport, F. & Strausberg, M. (2001). Americans' belief in psychic and paranormal phenomena is up over last decade. *Gallup Poll News Service,* 8 June.
Norcross, J. (Ed.). (2002). *Psychotherapy relationships that work.* New York: Oxford University Press.
Palmer, J. (1979). A community mall survey of psychic experiences. *Journal of the American Society for Psychical Research, 73,* 221–251. New York: Wiley.
Palmer, J. (1982). ESP research findings: 1976–1978. In S. Krippner (Ed.). *Advances in Parapsychological Research, 3* (pp. 41–82). New York: Plenum Press.
Parra, A. (2006). Psicología de las experiencias paranormales. Introdución a la Teoría, Investigación y Aplicaciones Terapéuticas. Beunos Aires: Akadia.
Perrez, M. & Baumann, U. (2005). *Lehrbuch Klinische Psychologie – Psychotherapie.* Bern: Huber.
Pizzagalli, D., Lehmann, D. & Brugger, P. (2001). Lateralized Direct and Indirect Semantic Priming Effects in Subjects with Paranormal Experiences and Beliefs. *Psychopathology, 34,* 75–8
Podoll, K. & Robinson, D. (2001). The Idea of a Presence as Aura Symptom in Migraine. *Neurology, Psychiatry and Brain Research, 9,* 71–74.

Primas, H. (1996). Synchronizität und Zufall. *Zeitschrift für Parapsychologie und Grenzgebiete der Psychologie, 38,* 61–91.

Prochaska, J. O. & DiClemente, C. C. (1992). Stages of change in the modification of problem behaviours. In M. Hersen, R. M. Eisler & P. M. Miller (Eds.), *Progress in behavior modification* (pp. 184–214). Sycamore, IL: Sycamore Press.

Rao, P. V. K. (1992). Fantasy proneness, reports of paranormal experiences and ESP test performance. *Journal of Indian Psychology, 10,* 27–34.

Richards, D. G. (1991). A study of the correlations between subjective psychic experiences and dissociative experiences. *Dissociation: Progress in the Dissociative Disorders, 4,* 83–91.

Roberts, G. (1991). Delusional belief systems and meaning in life: A preferred reality? *British Journal of Psychiatry, 159, Supplement 14,* 19–28.

Romme, E. & Escher, A. (1989). Hearing voices. *Schizophrenia Bulletin, 15,* 209–216.

Sachse, R. (2003). *Klärungsorientierte Psychotherapie.* Göttingen: Hogrefe

Saß, H., Wittchen, H.-U. & Zaudig, M. (2003). *Diagnostisches und Statistisches Manual Psychischer Störungen (DSM-IV-TR.). Textrevision.* Göttingen: Hogrefe

Schmeidler, G. R., & McConnell, R. A. (1958). *ESP and personality patterns.* New Haven: Yale University Press.

Schmidt, J., Lamprecht, F. & Wittmann, W. W. (1989). Zufriedenheit mit der stationären Versorgung: Entwicklung eines Fragebogens und erste Validitätsuntersuchungen. *Psychotherapie, Medizinische Psychologie, 39,* 248–255.

Schmidt, S. (2002). *Außergewöhnliche Kommunikation?* Oldenburg: BIS-Verlag.

Schmied-Knittel, I. & Schetsche, M. (2003). Psi-Report Deutschland. Eine repräsentative Bevölkerungsumfrage zu außergewöhnlichen Erfahrungen. In E. Bauer & M. Schetsche (Hrsg.), *Alltägliche Wunder. Erfahrungen mit dem Übersinnlichen – wissenschaftliche Befunde* (S. 13–38). Würzburg: Ergon.

Schriever, F. (1998). *Grenzbereiche der Realitätserfassung.* Berlin: Retriever.

Schumaker, J. F. (1990). *Wings of Illusion.* Cambridge: Polity Press.

Sherwood, S. & Milner, M. (2004/2005). The relationship between transliminality and boundary structure subscales. *Imagination, Cognition and Personality, 24* (4), 369–378.

Si Ahmed, D. (2006). Comment penser le paranormal: Psychoanalyse des champs limites de la psyché. Paris: L'Harmattan.

Solfvin, J. (convenor) (1995). Clinical Parapsychology: A Panel Discussion. In N. J. Zingrone (Ed.), *The Parapsychological Association 38th Annual Convention Proceedings of the Presented Papers* (pp. 461–467).

Sparks, G. G., Nelson, C. L. & Campbell, R. G. (1997). The relationship between exposure to televised messages about paranormal phenomena and paranormal beliefs. *Journal of Broadcasting & Electronic Media, 41,* 345–359.

Spiegel, D. & Cardeña, E. (1991). Disintegrated experience: The dissociative disorders revisited. *Journal of Abnormal Psychology, 100,* 366–378.

Spitz, H. (2005). *Emotionsregulation bei außergewöhnlichen Erfahrungen. Eine Fallstudie über Ratsuchende mit außergewöhnlichen Erfahrungen.* Unveröffentlichte Diplomarbeit, Universität Freiburg.

Stevenson, I. (1997). *Reincarnation and biology: a contribution to the etiology of birthmarks and birth defects* (2 Vol.). Westport: Praeger.

Targ, E., Schlitz, M. & Irwin, H. J. (2000). Psi-related experiences. In E. Cardena, S. J. Lynn & S. Krippner (Eds.), *Varieties of Anomalous Experience: Examining the Scientific Evidence* (pp. 219–252). Washington, DC: American Psychological Association.

Tart, C. (1969). *Altered States of Consciousness a Book of Readings*. New York: John Wiley.

Tellegen, A. & Atkinson, G. (1974). Openness to absorbing and self-altering experiences („absorption"), a trait related to hypnotic susceptibility. *Journal of Abnormal Psychology, 83,* 268–277.

Thalbourne, M. A. (1994). Belief in the paranormal and its relationship to schizophrenia-relevant measures: A confirmatory study. *British Journal of Clinical Psychology, 33,* 78–80.

Thalbourne, M. A. (2000). Transliminality: A review. *International Journal of Parapsychology, 11* (2), 1–34.

Thalbourne, M. A. & Delin, P. (1993). A new instrument for measuring the sheep-goat variable: Its psychometric properties and factor structure. *Journal of the Society for Psychical Research, 59,* 172–186.

Thalbourne, M. & Delin, P. (1994). A common thread underlying belief in the paranormal, creative personality, mystical experience and psychopathology. *Journal of Parapsychology, 58,* 3–38.

Thalbourne, M. & French, C. (1995). Paranormal belief, manic-depressiveness, and magical ideation: a replication. *Personality and Individual Differences, 18,* 291–292.

Thalbourne, M. A., Crawley, S., A. & Houran, J. (2003). Temporal lobe lability in the highly transliminal mind. *Personality and Individual Difference, 35* (8), 1965–1974.

Tobacyk, J. J. & Milford, G. (1983). Belief in paranormal phenomena: Assessment instrument development and implications for personality functioning. *Journal of Personality and Social Psychologgy, 44,* 1029–1037.

Tobacyk, J. J., & Mitchell, T. E. (1987). Out-of-body experience status as a moderator of effects of narcissism on paranormal beliefs. *Psychological Reports, 60,* 440–442.

Tobacyk, J. & Shrader, D. (1991). Superstition and self-efficacy. *Psychological Reports, 68,* 1387–1388.

Tölle, P. (2003). *Typische Planstrukturen von Menschen mit außergewöhnlichen Erfahrungen*. Unveröffentlichte Diplomarbeit, Universität Freiburg.

Vaitl, D., Birbaumer, N., Gruzelier, J., Jamieson, G. A., Kotchoubey, B., Kübler, A., Lehmann, D., Miltner, W., Ott, U., Pütz, P., Sammer, G., Strauch, I., Strehl, U., Wackermann, J. & Weiss, T. (2005). Psychobiology of Altered States of Consciousness. *Psychological Bulletin, 131* (1), 98–127.

Walach, H. (2003). Generalisierte Quantentheorie. Eine theoretische Basis zum Verständnis transpersonaler Phänomene. In W. Belschner, L. Hofmann & H. Walach (Hrsg.), *Auf dem Weg zu einer Psychologie des Bewusstseins*. Oldenburg: BIS.

Walach, H. & Römer, H. (2000). Complementarity is a useful concept for consciousness studies. A Reminder. *Neuroendocrinology Letters, 21,* 221–232.

Walach, H. & Schmidt, S. (2005). Repairing Plato's life-boat with Ockham's razor: The important function of research in anomalies for mainstream science. *Journal of Consciousness Studies, 12* (2), 52–70.

Wallace, J. F. & Newman, J. P. (1997). Neuroticism and the attentional mediation of dysregulatory psychopathology. *CognitiveTherapy and Research, 21,* 135–156.

Watt, C., Watson, S. & Wilson, L. (2007). Cognitive and psychological mediators of anxiety: Evidence from a study of paranormal belief and perceived childhood control. *Personality and Individual Differences, 42* (2), 335–343.

Weizsäcker, E. von (1974): Erstmaligkeit und Bestätigung als Komponenten der pragmatischen Information. In E. von Weizsäcker (Hrsg.): *Offene Systeme, Band I. Beiträge zur Zeitstruktur von Information, Entropie und Evolution* (S. 83–113). Stuttgart: Klett.

Whalen, J.E. & Nash, M.R. (1996). Hypnosis and dissociation. In L.K. Michelsen & W.J. Ray (Eds.), *Handbook of dissociation* (pp. 191–206). New York: Plenum.
White, R.A. (1993). Working classification of EHEs. Exceptional Human Experiences. *Background Papers I* (11), 149–150.
White, R.A. & Anderson, I. (1990). *Psychic Experiences: a Bibliography*. New York: Dix.
Wilken, B. (2006). *Methoden der kognitiven Umstrukturierung. Ein Leitfaden für die psychotherapeutische Praxis*. Stuttgart: Kohlhammer.
Wilson, S.C. & Barber, T.X. (1983). The fantasy-prone personality: Implications for understanding imagery, hypnosis, and parapsychological phenomena. In A.A. Sheikh (Ed.), *Imagery: Current theory, research, and application* (pp. 340–387). New York: Wiley.
Wirtz, M. & Caspar, F. (2002). *Beurteilerübereinstimmung und Beurteilerreliabilität*. Göttingen: Hogrefe.
Wiseman, R. & Watt, C. (2006). Belief in psychic ability and the misattribution hypothesis: A qualitative review. *British Journal of Psychology, 97,* 323–338.
Wolfradt, U. (1997). Dissociative experiences, trait anxiety and paranormal beliefs. *Personality and Individidual Differences, 23,* 15–19.
Wolfradt, U. & Dorsch, S. (1995). Schizotypie und paranormale Überzeugungen bei Schülern. Eine deutsch-mongolische Untersuchung. In R. Quekelberghe (Hrsg.), *Ethnopsychologie und Psychotherapie. Schamanistische Heilrituale und moderne Therapien im Vergleich* (S. 228–245). Landau: Universität.
Wulff, D. (2000). Mystical Experience. In E. Cardeña, S.J. Lynn & S. Krippner (Eds.), *Varieties of anomalous experience: Examining the scientific evidence* (pp. 151–182). Washington, DC: American Psychological Association.
Zielke, M. & Kopf-Mehnert, C. (1978). *Veränderungsfragebogen des Erlebens und Verhaltens. Manual.* Weinheim: Beltz Test Gesellschaft.
Znoj, H.J., Grawe, K. & Jeger, P. (2000). Die differentielle Bedeutung des Handlungskontrollmodus für klärungs- und bewältigungsorientierte Therapien. *Zeitschrift für Klinische Psychologie und Psychotherapie, 29,* 52–59.
Zusne, L. & Jones, W.H. (1982). *Anomalistic psychology: A study of extraordinary phenomenons of behavior and experience*. Hillsdale, NJ: Lawrence and Erlbaum.

8 Anhang

Versorgungsangebote und Adressen für Experten und Expertinnen sowie Ratsuchende mit AgE

Das Institut für Grenzgebiete der Psychologie und Psychohygiene e. V.

Das Institut für Grenzgebiete der Psychologie und Psychohygiene e. V. (IGPP) in Freiburg wurde 1950 von dem Psychologen und Arzt Prof. Hans Bender gegründet und ist seither nicht nur Forschungseinrichtung, sondern auch Anlaufstelle für Ratsuchende mit AgE. Ein Beratungsteam, bestehend aus mehreren Psychologischen Psychotherapeuten und Psychotherapeutinnen bietet einen Beratungs- und Informationsservice für Menschen mit AgE. Das Beratungskonzept verbindet psychotherapeutische Kompetenz mit dem Kenntnisstand parapsychologischer Forschung. Das Angebot ist überregional und niederschwellig. Eine Beratung kann per Telefon, schriftlich (Brief, E-Mail) oder im persönlichen Gespräch stattfinden.

Ferner bietet das Institut regelmäßig Workshops für Experten und Expertinnen aus dem medizinischen und psychosozialen Bereich zum Thema „Beratung und Hilfe für Menschen mit außergewöhnlichen Erfahrungen“ an.

Institut für Grenzgebiete der Psychologie und Psychohygiene e. V. (IGPP)
Wilhelmstraße 3a
79098 Freiburg
Tel.: 07 61/2 07-21 52
E-Mail: beratung@igpp.de
www.igpp.de

Die Wissenschaftliche Gesellschaft zur Förderung der Parapsychologie (WGFP)

Neben der Beratungseinheit am IGPP existiert seit 1989 in Freiburg eine Parapsychologische Beratungsstelle, die Walter von Lucadou, Physiker und Psychologe, im Rahmen der Wissenschaftlichen Gesellschaft zur Förderung der Parapsychologie (WGFP) gegründet hat und die vom Land Baden-Württemberg finanziell unterstützt wird. Die Beratung wird von ihm selbst zusammen mit einer sozialpädagogischen Mitarbeiterin durchgeführt.

Wissenschaftliche Gesellschaft für Parapsychologie (WGFP)
Hildastraße 64
79102 Freiburg
Tel.: 07 61/7 72 02
E-Mail: info@parapsychologische-beratungsstelle.de

Weitere Versorgungsmöglichkeiten

Zum AgE-spezifischen Versorgungsnetz sind auch eine Vielzahl spezifischer Anlaufstellen zu rechnen, die sich auf ein eingegrenztes Spektrum an Themen und Problemstellungen im Bereich AgE spezialisiert haben und deren Träger beispielsweise Kirchen, Stiftungen, Vereine oder Privatinitiativen sind. Die folgende Auflistung vermittelt – ohne Anspruch auf Vollständigkeit – einen Eindruck:

- *Beratungsstellen kirchlicher Träger:* Bei kirchlichen Beratungsstellen ist eine grundsätzliche Kenntnis und Offenheit für Glaubensthemen und -konflikte gegeben, die auch über den Rahmen einer konfessionellen Bindung hinausgehen können. So sind die Kirchen z. B. bei Beratungsanfragen zum Thema Besessenheit wichtige Anlaufstellen.
- *Sektenberatungsstellen:* In ganz Deutschland gibt es ein flächendeckendes Netz von staatlichen, kirchlichen und privaten Informations- und Beratungsstellen im Bereich Sekten und Psychogruppen. Neben Anfragen zu den klassischen Sekten und religiösen Sondergruppen, der Ausstiegsberatung und der Beratung von Betroffenen und Angehörigen bieten diese Anlaufstellen auch Informationen und Hilfe insbesondere im Zusammenhang mit selbst- oder fremdinduzierten AgE an.
- *Netzwerk Stimmenhörer:* Das Netzwerk Stimmenhörer wurde 1998 nach englischem Vorbild gegründet. Wichtigste Ziele dieser Gruppierung sind es, die Interessen stimmenhörender Menschen zu vertreten, sie zusammenzuführen, den Austausch unter den Betroffenen, deren Angehörigen und professionellen Helfern zu fördern, sowie Öffentlichkeitsarbeit und Forschung zu betreiben.
- *Beratungsinstitutionen im Ausland:* Weitere psychotherapeutisch ausgerichtete und wissenschaftlich fundierte Beratungseinrichtungen gibt es in Argentinien (Parra, 2006), Frankreich (Si Ahmed, 2006) und Schottland (Coelho, Tierney & Lamont, 2008). Bei allen genannten Ansätzen spielen Fragen der differenzialdiagnostischen Abklärung der AgE und die Abgrenzung gegenüber psychischen Störungen eine zentrale Rolle. Als Interventionsziel wird in allen Ansätzen immer wieder die Notwendigkeit der Integration der Erfahrung in das Selbstkonzept der Betroffenen betont.

Fortschritte der Psychotherapie

Herausgegeben von Dietmar Schulte · Kurt Hahlweg · Jürgen Margraf · Dieter Vaitl

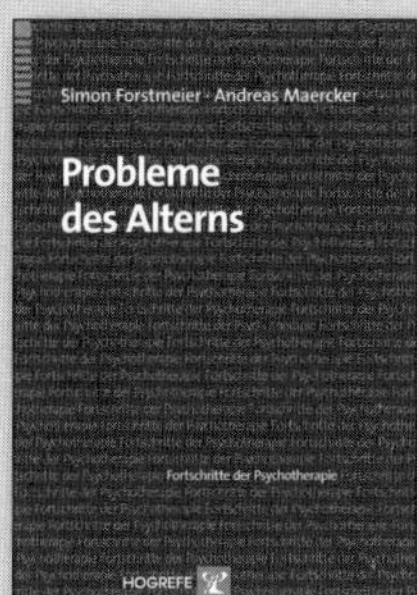

Band 33: 2008, VIII/110 Seiten,
ISBN 978-3-8017-1987-6

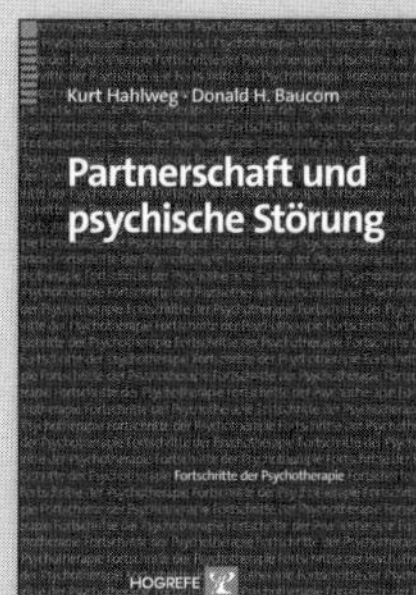

Band 34: 2008, VIII/114 Seiten,
ISBN 978-3-8017-1119-1

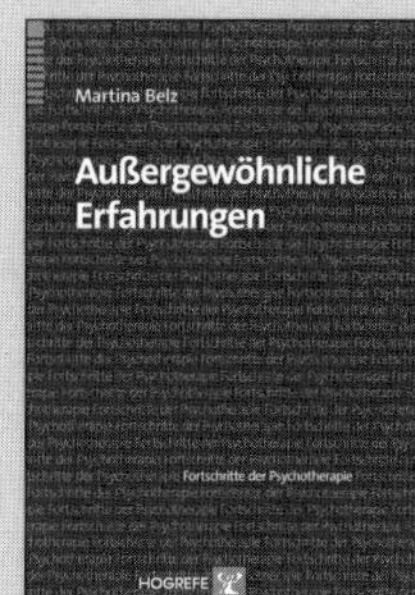

Band 35: 2009, VIII/107 Seiten,
ISBN 978-3-8017-1985-2

Weitere Bände der Reihe:

Band 1 Somatisierungsstörung und Hypochondrie · **Band 2** Schizophrenie · **Band 3** Agoraphobie und Panikstörung · **Band 4** Depression · **Band 5** Asthma bronchiale · **Band 6** Alkoholabhängigkeit · **Band 7** Schlafstörungen **Band 8** Posttraumatische Belastungsstörung · **Band 9** Sexualstörungen des Mannes · **Band 10** Rückenschmerz **Band 11** Zwangsstörungen · **Band 12** Medikamentenabhängigkeit · **Band 13** Hypertonie · **Band 14** Borderline-Störung · **Band 15** Hautkrankheiten und Körperdysmorphe Störung · **Band 16** Sexualstörungen der Frau **Band 17** Dissoziative Störungen · **Band 18** Rheumatische Erkrankungen · **Band 19** Adipositas · **Band 20** Tinnitus und Hyperakusis · **Band 21** Psychische Störungen und Sucht: Doppeldiagnosen · **Band 22** Kopfschmerzen **Band 23** Komplizierte Trauer · **Band 24** Essstörungen · **Band 25** Generalisierte Angststörung · **Band 26** Chronische Erschöpfung und Chronisches Erschöpfungssyndrom · **Band 27** Spezifische Phobien · **Band 28** Soziale Phobien **Band 29** Parkinson · **Band 30** Chronisches Stimmenhören und persistierender Wahn · **Band 31** Tabakkonsum und Tabakabhängigkeit · **Band 32** Stottern

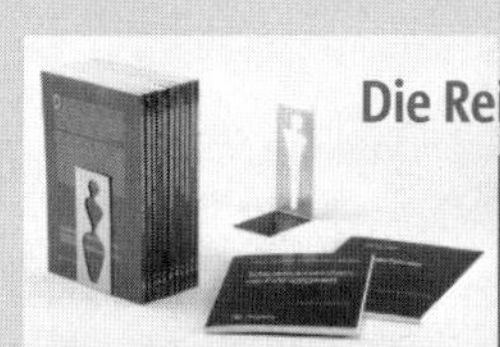

Die Reihe zur Fortsetzung bestellen:

Der Preis je Band beträgt € 19,95 / sFr. 33,90. Wenn Sie die Reihe zur Fortsetzung bestellen, erhalten Sie alle Bände automatisch nach Erscheinen (3-4 Bände jährlich) zum Vorzugspreis von je € 15,95 / sFr. 26,80. Sie sparen 20% gegenüber dem Einzelpreis.

HOGREFE

Hogrefe Verlag GmbH & Co. KG
Rohnsweg 25 · 37085 Göttingen · Tel: (0551) 49609-0 · Fax: -88
E-Mail: verlag@hogrefe.de · Internet: www.hogrefe.de